LE PRURIGO ANESTHÉSIQUE DES ÉTHYLIQUES

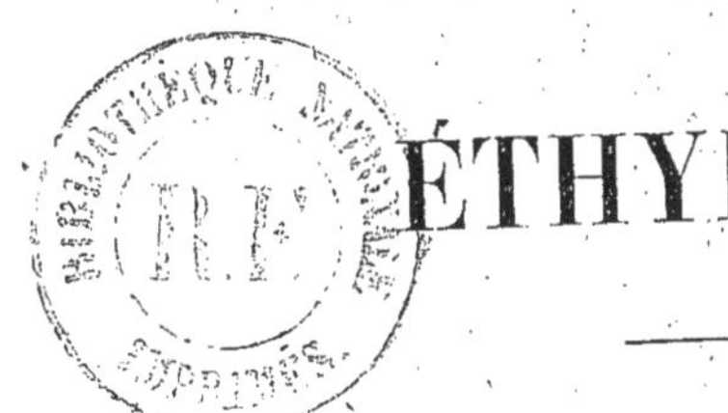

(SYNDROME DE GASTOU)

PAR

le Dr Henry PINOCHE
DE LA FACULTÉ DE MÉDECINE DE PARIS

PARIS
A. MALOINE, ÉDITEUR
23-25, RUE DE L'ÉCOLE-DE-MÉDECINE, 23-25

1900

LE

PRURIGO ANESTHÉSIQUE

DES

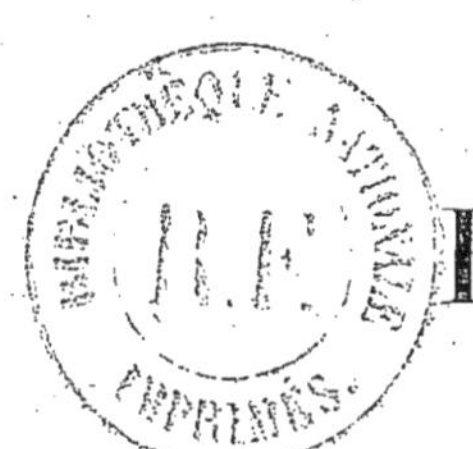

ÉTHYLIQUES

(SYNDROME DE GASTOU)

PAR

le Dr Henry PINOCHE
DE LA FACULTÉ DE MÉDECINE DE PARIS

PARIS
A. MALOINE, ÉDITEUR
23-25, RUE DE L'ÉCOLE-DE-MÉDECINE, 23-25

1900

A MON PÈRE

A MA MÈRE

A MA FAMILLE

A MON PRÉSIDENT DE THÈSE

MONSIEUR LE PROFESSEUR ALFRED FOURNIER

Professeur de clinique des Maladies cutanées et syphilitiques,
Médecin de l'Hôpital Saint-Louis,
Membre de l'Académie de Médecine,
Officier de la Légion d'honneur.

AVANT-PROPOS

Arrivé au terme de mes études médicales, il me reste un devoir à remplir auquel je n'aurai garde de manquer; c'est d'adresser le témoignage de ma gratitude à mes Maîtres dans les Hôpitaux :

A M. le docteur LANDRIEUX, Médecin de l'hôpital Lariboisière, qui, pendant ma première année de stage, ne m'a épargné ni ses conseils, ni son indulgence.

A M. le professeur Alf. FOURNIER dont j'ai eu la faveur d'être l'élève pendant ma seconde année de stage, et qui a bien voulu me faire l'honneur d'accepter la présidence de cette thèse.

Je n'oublierai jamais, non plus, le bienveillant accueil que j'ai toujours reçu dans le service de M. le docteur PEYROT, chirurgien de l'hôpital Lariboisière, tant de sa part que de celle de ses assistants, MM. les docteurs GUINARD et SOULIGOUX.

Je dois aussi remercier M. le docteur EMERY, ancien chef de clinique, assistant de consultation à l'hôpital

Saint-Louis, de l'intérêt qu'il m'a toujours témoigné, dans le courant de mes études.

Qu'il me soit permis enfin, de remercier d'une façon toute particulière M. le docteur Gastou, ancien chef de clinique, chef de laboratoire de la Faculté, assistant de consultation à l'hôpital Saint-Louis, d'avoir bien voulu s'intéresser à ce travail, dont l'idée et le titre lui appartiennent. C'est sous sa direction, dans son laboratoire, et grâce à ses conseils journaliers, que j'ai pu le mener à bien.

INTRODUCTION

L'alcoolisme est, plus que jamais, à l'ordre du jour. Depuis longtemps, moralistes, économistes et médecins en ont signalé les dangers ; mais la lutte courageuse autant qu'ingrate engagée contre lui, n'a jamais été aussi intense qu'aujourd'hui. De toutes parts, des voix autorisées s'élèvent pour jeter le cri d'alarme.

« *La lutte contre l'alcoolisme,* écrivait récemment JACQUET, *est le premier devoir social de ce temps.* » (1).

Cette guerre à l'alcool ne date pas, il est vrai, d'aujourd'hui. LYCURGUE à Sparte, SOLON à Athènes, firent des lois contre l'ivresse, et l'on sait qu'à Rome l'usage du vin était interdit aux femmes. MAHOMET défendit l'usage des boissons fermentées, et CHARLEMAGNE, publia des édits destinés à en réprimer les abus (2).

Mais jusqu'au XIe siècle, on ne connaît que les boissons fermentées. A cette époque, les Arabes découvrent la dis-

(1) JACQUET. Alcool, maladie, mort. *Presse Médicale*, 1899.

(2) DEBOVE. L'alcoolisme. Leçon d'ouverture du cours de Pathologie interne. *Presse Médicale*, 1898.

tillation, et vers l'an 1300, un alchimiste, ARNAUD DE VILLENEUVE, distille du vin et chante en termes enthousiastes les vertus de son produit, poison dont GLADSTONE a pu dire « qu'il fait de nos jours plus de ravages que ces trois fléaux historiques : la famine, la peste et la guerre. Plus que la famine et la peste, il décime ; plus que la guerre, il tue ; il fait plus que tuer, il déshonore. » (1).

Cette découverte, deux siècles plus tard, sera suivie de celle de l'alcool industriel, avec son cortège d'alcools supérieurs qui en augmentent la toxicité. C'est, en effet, vers la fin du XVIe siècle que LIBAVIUS DE HALLÉ, en Saxe, découvre que l'on peut faire de l'eau-de-vie par la fermentation des grains et des fruits amylacés et sucrés. La vente de l'alcool, d'abord limitée aux officines des pharmaciens, ne tarde pas à se généraliser, et à mettre le toxique à la portée de tout le monde, si bien qu'en 1724, le collège des médecins de Londres croit devoir adresser au public une sorte de circulaire, pour le mettre en garde contre les dangers des liqueurs alcooliques.

De nos jours, les perfectionnements de la fabrication ont mis le poison à la portée de toutes les bourses ; et des essences aussi diverses que dangereuses sont venues ajouter à sa toxicité des facteurs d'aggravation, dont l'ac-

(1) « *Plus gula quam gladius occidit* » était une maxime de l'école de Salerne.

BUFFON avait déjà dit : « *L'intempérance détruit et fait languir plus d'hommes elle seule que tous les autres fléaux de la nature humaine réunis* ». (Discours sur la nature).

tion a été bien démontrée par l'expérimentation et que la clinique rencontre chaque jour.

Dès lors, l'alcool va régner en maître sur toutes les classes de la société, et le fléau va sévir avec une intensité qu'on n'avait pas encore connue. L'ennemi est devenu plus menaçant, la lutte va redoubler d'énergie, et atteindre l'acuité qu'elle présente de nos jours, bien justifiée du reste. Elle constitue un devoir pour tous ceux qui sont à même de voir de près les désordres que l'alcool produit dans l'organisme.

On croit ordinairement que les anciens ne les connaissaient pas. C'est à tort, ainsi que l'a montré Delpeuch (1) dans un savant article. Ils avaient surtout, il est vrai, étudié l'intoxication aiguë, l'ivresse ; mais ils n'ignoraient pas la dégradation physique et morale de l'individu qui se laisse aller à sa funeste passion.

On trouve dans HIPPOCRATE quelques observations de delirium tremens. Les ASCLÉPIADES DE CNIDE ont mentionné les lésions de la rate et du foie comme complications de l'abus du vin. ERASISTRATE étale le foie scléreux sous les yeux de ses élèves. RUFUS décrit les atteintes portées au foie et à la rate par les excès de boissons; et un siècle plus tard, SORANUS trace le premier tableau de la cirrhose avec ascite. GALIEN met en cause le vin sucré, et ARÉTÉE DE CAPPADOCE accuse l'abus des vins de produire l'inflammation du foie, la paralysie, la folie et l'apoplexie.

(1) DELPEUCH. L'alcoolisme avant l'alcool. *Presse Médicale*, 1898.

Les anciens avaient même remarqué que le mal dépasse l'individu et frappe sa descendance. « Jeune fils, mon ami, ton père t'a engendré ivre, » disait Diogène à un jeune débauché. Et Plutarque, qui rapporte ce propos, recommande à « ceux qui veulent approcher de femme pour engendrer, de le faire ou tout à jeun avant que d'avoir bu du vin, ou pour le moins après en avoir pris bien sobrement, par ce que ceux qui ont été engendrés de pères sous et ivres, deviennent ordinairement ivrognes. » (Trad. Amyot) (1). C'était, on le voit, une hérédité bien limitée, et toutes ces notions étaient bien vagues. Il était toutefois intéressant de les rappeler.

Il faut arriver jusqu'en 1852 pour trouver la première description d'ensemble des troubles de l'alcoolisme chronique. Les symptômes bruyants de l'alcoolisme aigu avaient été, de tout temps, bien décrits ; mais, c'est au médecin suédois MAGNUS HUSS (2) que revient l'honneur d'avoir, le premier, rattaché à leur véritable cause les symptômes cliniques si nombreux et si variés, dont la réunion constitue l'éthylisme chronique.

De Magnus Huss à nos jours, s'étend une période où l'alcool et l'alcoolisme n'ont cessé d'être une question d'actualité. Ils ont fait l'objet d'innombrables études qu'il serait trop long d'énumérer. Nous aurons l'occasion d'en citer quelques-unes au cours de ce travail. Bor-

(1) DEBOVE. *Loco citato.*

(2) MAGNUS HUSS. Chronische Alcools-Krankheiten, oder Alcoolismus chronicus. Stockholm et Leipzig, 1852.

nons-nous à constater que chaque jour le champ d'action de l'alcool est étendu : des connexions nouvelles le rattachent à d'autres morbidités ; dans des affections où l'étiologie restait obscure, il prend sa place légitime, et l'hérédité alcoolique explique bien des dégénérescences.

Finalement, nous aurons le tableau de l'éthylisme chronique tel que nous le concevons aujourd'hui, avec ses symptômes cliniques bien définis, ses lésions anatomo-pathologiques constantes, avec ses conséquences redoutables pour l'individu, la famille et la société.

Cependant, il est curieux de constater le peu de place que les rapports de l'alcool avec la peau occupent dans ces études. Ils sont cependant intéressants, et, comme nous le verrons par la suite, conduisent parfois à des conclusions nouvelles, qui peuvent avoir une valeur diagnostique considérable.

Les travaux spéciaux sur les manifestations cutanées de l'alcoolisme sont en nombre assez restreint. ALFRED FOURNIER (1), LANCEREAUX (2) leur ont consacré quelques lignes. QUINQUAUD (3), VIDAL (4) en ont parlé. Tous les dermatologistes ont bien vu l'influence nocive de l'alcool sur quelques dermatoses, sur la syphilis cutanée en par-

(1) ALF. FOURNIER. Article *Alcoolisme*, in Nouveau Dictionnaire de Médecine et de Chirurgie pratiques, 1864.

(2) LANCEREAUX. Article *Alcoolisme*, in Dictionnaire encyclopédique des Sc. Méd. 1865.

(3) QUINQUAUD. Cours inédit, cité par Barjon in *Thèse* de Paris 1891.

(4) VIDAL. Lichen, prurigo, strophulus, in *Annales de Dermat.*, 1886.

ticulier, sur la syphilis cutanée tertiaire surtout. « L'ulcère du gin » est bien connu, et la couperose des buveurs est décrite partout. Enfin RENAULT (1) en 1874, et JANIN (2) en 1881, ont fait une étude spéciale de l'influence de l'alcool sur le développement des maladies cutanées.

Si maintenant, pour nous limiter à notre sujet, nous cherchons dans la littérature médicale ce qui a été dit des rapports de l'alcool avec le prurit ou le prurigo, nous trouverons quelques renseignements. QUINQUAUD (3) a signalé l'influence de l'alcool sur le prurit. VIDAL admet l'alcool dans l'étiologie du prurigo. BESNIER et DOYON (4) ont parlé du « prurit prémonitoire de cirrhoses éloignées ». JANIN a rapporté dans sa thèse deux observations de prurigo chez des alcooliques, qu'il a recueillies dans le service de Vidal et que l'on trouvera plus loin. BARJON (5) insiste sur le rôle de l'alcool dans l'étiologie du prurit. Et l'on retrouve cette influence de l'alcool sur le prurit et le prurigo signalée dans quelques traités classiques et modernes de dermatologie.

Mais, nulle part, nous n'avons trouvé d'indications concernant le syndrome établi récemment par GASTOU.

(1) RENAULT. Influence de l'alcoolisme sur le développement des affections cutanées. *Thèse* de Paris, 1874.

(2) JANIN. Alcoolisme : son influence sur le développement des affections cutanées. *Thèse* de Paris, 1881.

(3) QUINQUAUD. *Loco citato.*

(4) BESNIER et DOYON. Cités par Barjon, in *Thèse* Paris.

(5) BARJON. Prurigo et Prurit. *Thèse* de Paris, 1891.

Ce syndrome, auquel il a donné le nom de *prurigo anesthésique des éthyliques*, a fait de sa part, il y a quelques semaines, l'objet d'une très intéressante communication à la Société de Dermatologie et de Syphiligraphie, dans sa séance du 9 novembre 1899 (1).

C'est à l'étude de ce syndrome que nous nous proposons d'apporter, par ce travail, une modeste contribution.

(1) Gastou. Prurigo anesthésique, signe révélateur de l'intoxication alcoolique, in *Annales de Dermatologie et de Syph.*, novembre 1899 et *Bulletin de la Société de Dermat. et de Syph.*, novembre 1899.

CHAPITRE I.

Le Prurigo anesthésique des éthyliques.

SYNDROME DE GASTOU.

Ce syndrome, établi récemment par Gastou, comprend trois termes : *prurit, anesthésie, alcool.* C'est l'ordre dans lequel le clinicien les rencontre, et doit les rechercher chez un malade. On passe de l'un à l'autre.

L'hyperesthésie subjective conduit à rechercher la sensibilité objective du tégument, et l'anesthésie que nous trouvons nous mène à l'alcool. Il est bien entendu que dans cette analyse, nous rencontrons quelques difficultés, dont nous donnerons la solution, quand nous nous occuperons du diagnostic différentiel.

Avant d'aller plus loin, il est indispensable de fixer le type clinique du syndrome que nous nous proposons d'étudier, et nous ne saurions mieux faire que de donner *in-extenso* la communication de Gastou (1) :

(1) Gastou. *Loco citato.*

« A l'époque, dit-il, où une campagne très-énergique est entreprise pour lutter contre l'alcoolisme, le moindre signe révélant cette intoxication est utile à connaître, surtout quand il ne nécessite pas l'interrogatoire du malade, toujours disposé à nier. Or on peut presque à coup sûr présumer l'intoxication, lorsque sur un sujet atteint de prurigo aigu ou subaigu des membres, on note l'anesthésie à la piqûre, sans que l'examen ait montré de parasites ou quelque cause organique ou générale pouvant produire le prurigo.

« Le type clinique du prurigo anesthésique alcoolique est toujours le même, qu'il existe chez l'homme, la femme ou l'adolescent.

« Il s'agit d'un prurit violent diurne et nocturne, beaucoup plus accusé cependant la nuit que le jour (ce qui fait penser souvent à la gale). Ce prurit s'accompagne d'agitation nocturne, d'insomnies, de cauchemars. Des éléments papuleux de prurigo existent dans presque tous les cas, mais avec des degrés variables de nombre et d'intensité ; tel malade n'a que quelques papules discrètes à peines excoriées par le grattage ; tel autre présente le type d'un prurigo ferox, avec de larges éléments devenant facilement croûteux, suppurés, ecthymateux.

« La polymorphie des éléments est souvent aidée par les habitudes professionnelles et l'emploi d'irritants locaux (eau de Javel, carbonate de potasse : pour les cuisinières et les blanchisseuses).

« On voit survenir alors sous ces influences des modifications évolutives spéciales. La lésion qui avait débuté par une simple papule prurigineuse peut aboutir : à des productions nummulaires rappelant l'eczéma nummulaire et la tricophytie ; ou bien à des lichénifications et à des suppurations cutanées revêtant l'allure de folliculites groupées ou de lésions impétigineuses.

« A côté de l'élément initial et essentiel : *prurit* ou *prurigo*, existe un second signe non moins important, c'est l'*anesthésie*. Il s'agit non pas d'une anesthésie de la nature de l'hémianesthésie hystérique, mais d'une anesthésie profonde, complète, qui siège au niveau des points malades, qui existe sur des territoires restreints.

« C'est une anesthésie diffuse, irrégulière, *en placards* sans systématisation. Elle suit les éléments de prurigo et se localise partout où il y a du prurit. On peut traverser de part en part la peau des malades qui en sont atteints sans qu'ils en éprouvent la moindre gêne. Beaucoup cependant de ces malades sentent la piqûre, lorsqu'après avoir traversé la peau d'un côté du pli fait pour rechercher l'anesthésie, on arrive à la face profonde de la peau du côté opposé ; ces piqûres donnent issue à un sang très noir et épais.

« Ce prurigo s'accompagne des signes de l'alcoolisme, c'est-à-dire : de cauchemars, de pituites, de troubles gastriques, mais surtout de phénomènes nerveux : crampes dans les membres, paralysies musculaires, troubles oculaires profonds, dus à des lésions du nerf optique constatées à l'examen ophtalmologique.

« Les réflexes pupillaires et tendineux sont plutôt paresseux et diminués, sans que cela soit constant ; le réflexe de contraction des muscles abdominaux, provoqué par la friction des muscles droits, est très souvent exagéré.

« Les différents troubles qui accompagnent le prurigo anesthésique étant dus à des névrites périphériques non douteuses, il n'est pas illogique d'admettre que l'anesthésie relève du même ordre de lésions portant sur les extrémités terminales des nerfs cutanés. Je n'en ai pas encore la démonstration anatomique.

« Ce qui me semble plus certain, c'est que tous les alcools ne produisent pas ce prurigo anesthésique. On le rencontre surtout chez les alcooliques par alcools aromatiques, chez les buveurs de préparations contenant des éthers ou des essences.

« Les buveurs d'absinthe, d'apéritifs, d'amers, les consommateurs journaliers de vulnéraire, de cordiaux et autres produits similaires, sont parmi les sujets à accidents prurigineux anesthésiques.

« Le prurigo anesthésique n'est pas seulement l'apanage de la classe ouvrière, des désœuvrés, des inutiles, des habitués des estaminets, des bars et des cafés. Les dames du monde sujettes à des vapeurs, à des malaises, qu'elles combattent en usant largement des alcoolats aromatiques (mélisse, élixirs, etc) sont également sujettes à des prurits ou prurigos avec anesthésie. Les jeunes filles elles-mêmes, pour les mêmes raisons, n'y échappent pas.

« A côté de l'intoxication, il faut aussi faire place à la névrose, car pour devenir alcoolique, il faut une prédisposition qu'a bien montrée Lasègue. Il faut aussi tenir compte, chez les ouvriers, de l'entraînement et de l'habitude.

« Il y a donc un intérêt à la fois médical et social à bien connaître ce prurigo anesthésique ; c'est pourquoi j'ai tenu, en vous montrant un malade qui en est affecté, à vous en signaler les principaux caractères cliniques, me réservant de publier un mémoire complet sur ces faits, en y ajoutant l'étude anatomique des lésions cutanées et la recherche des modifications des fonctions rénales et hépatiques ».

Tel est le type clinique du *Prurigo anesthésique chez les alcooliques*, établi par l'auteur lui-même.

Nous apporterons plus tard la preuve clinique de son existence. Mais nous devons tout d'abord en faire la critique, et montrer qu'il est non-seulement possible, mais encore logique.

Pour cela, il faut nous rappeler qu'il comprend les trois termes *prurit*, *anesthésie*, *alcool*. Il nous faut discuter chacun d'eux, mais dans l'ordre inverse, qui est l'ordre rationnel. Notre point de départ est l'alcool, c'est par lui que nous commencerons. Après avoir étudié sa *toxicité*, ses effets généraux sur la nutrition et sur l'organisme en général, nous nous occuperons des troubles nerveux de l'éthylisme, et en particulier de l'*anesthésie*. Il nous restera alors à dire quelques mots du *prurigo*, troisième terme du syndrome.

CHAPITRE II

L'Alcool.

TOXICITÉ. EFFETS GÉNÉRAUX SUR LA NUTRITION ET SUR L'ORGANISME.

L'alcool peut pénétrer dans l'organisme par différentes voies. Le plus souvent, pour ne pas dire toujours, il s'agit de l'ingestion stomacale. Il peut aussi être introduit par injection dans le tissu cellulaire ou dans les séreuses, dans un but thérapeutique. La peau et les muqueuses peuvent enfin l'absorber à l'état de vapeurs. ALF. FOURNIER (1) rappelle le cas, observé par Mesnet, d'un négociant en vins qui, couchant au premier étage au-dessus de son magasin, fut intoxiqué par les vapeurs d'alcool filtrant à travers le plancher. L'inhalation des vapeurs d'alcool dans les caves ou dans les celliers est bien connue, pour avoir été souvent observée. Il y a quelques années, LABORDE (2) a montré, par des observa-

(1) ALF. FOURNIER. *Loco citato.*
(2) LABORDE. Acad. Méd., 1888.

tions concluantes, que le même phénomène pouvait se produire dans les laboratoires.

Il est juste de dire que ces faits constituent des exceptions ; c'est l'ingestion stomacale qu'il faut généralement incriminer.

Les formes sous lesquelles elle se fait, sont des plus nombreuses. Pour plus de commodité, nous les classerons en trois groupes : les *boissons fermentées*, *les alcools* et *les liqueurs*.

Parmi les boissons fermentées, le vin tient la première place. Le cidre, le poiré, la bière contiennent une proportion d'alcool relativement faible, et, quand ils sont de bonne qualité, peuvent bien produire, par abus, des troubles gastro-intestinaux, mais rarement l'alcoolisme (1).

Quant au *vin*, il est plus alcoolisé que les précédents ; sa contenance en alcool peut varier de 6 à 23,83 p. 100. LANCEREAUX a fait voir que, comme les boissons dont nous venons de parler, et s'il est pris en excès, il produit des troubles gastro-intestinaux ; mais en outre, il prédispose à la cirrhose, à la tuberculose, au delirium tremens et, chez les enfants, à la méningite tuberculeuse.

Ajoutons que le vin est souvent falsifié. Celui que l'on boit à Paris contient : un peu de vin, des matières colorantes, et de l'alcool de qualité inférieure. Le vinage relève son degré d'alcool, et on y joint parfois de la

(1) LANCEREAUX. Académie de Médecine, 1885.

litharge, de la céruse, de l'acide salicylique, de l'alun, du carbonate de potasse, sans oublier le plâtrage auquel Lancereaux a voulu faire jouer un si grand rôle dans l'étiologie de la cirrhose. Quant aux matières colorantes, ce sont ou bien des substances végétales, telles que la cochenille, le bois de campêche, le sureau, ou bien des dérivés de la fuchsine ou du phénol. Enfin, il faut citer parmi les substances étrangères les plus nocives, celles que l'on appelle les huiles de vin. Elles servent à donner aux vins un bouquet spécial. Ce sont des mélanges complexes d'aldéhydes divers, d'éther butyrique, butylique, etc... Il y en a de deux sortes : l'huile de vin française et l'huile de vin anglaise.

Elles sont toutes deux, la seconde surtout, la plus employée parce qu'il en faut moins, d'une très-grande toxicité. Leur action porte surtout *sur le système nerveux* et sur la respiration (1).

Nous arrivons maintenant aux *alcools et eaux-de-vie.* Chimiquement, on comprend sous le nom générique *d'alcools* une série de composés volatils odorants, caractérisés par la fonction *alcool* et formant des éthers avec les acides. Ils forment une série homologue de formule générale (2) :

$$C^{2n} H^{2n+2} O^2$$

Suivant que n = 1, 2, 3..., on a la série :
n = 1, alcool méthylique (*esprit de bois.* — DUMAS et PÉLIGOT).

(1) LABORDE. L'alcool et sa toxicité. Acad. Méd. 1888.
(2) BOUTAN. Art. Alcool in Dictionnaire général des sciences, de Privat-Deschanel et Focillon. Paris, 1883.

n = 2 — éthylique ou vinique.
n = 3 — propylique (*eau-de-vie de marc.* — CHANCEL).
n = 4 — butylique (*eau-de-vie de betterave.* — WURTZ).
n = 5 — amylique (*eau-de-vie de pommes de terre.* — SCHEELE et DUMAS).
n = 6 — caproïlique (*huile de marc de raisin.* — FAGET).
. . . .

Ce qu'on entend vulgairement par le mot « alcool » ou « eau-de-vie » est un mélange en proportions variables de ces différents alcools.

Le moins dangereux est l'alcool éthylique pur ; mais, en dehors de cas tout spéciaux, le buveur n'a pas l'occasion de s'en procurer. L'eau-de-vie de vin est la moins toxique des eaux-de-vie. D'après MORIN (1), sa composition est la suivante :

Alcool éthylique........	50gr,837
— propylique.......	27,
— isobutyrique.....	6, 51
— amylique........	190, 21
Furfurol et bases........	2, 18
Huile odorante de vin...	7,

Les autres eaux-de-vie proviennent de la distillation des marcs de raisin, des prunes, pommes, cerises, résidus de canne à sucre. Toute substance contenant du sucre ou des hydrates de carbone capables d'en produire, sert à la fabrication des alcools industriels : froment, seigle, orge, pommes de terre, maïs, riz, châtaignes.

On peut aussi extraire l'alcool de la sciure de bois, que

(1) MORIN. Comptes rendus de l'Acad. des Sciences, 1887.

l'on saccharifie par l'acide sulfurique et qu'on fait fermenter.

Toutes les eaux-de-vie contiennent de l'eau, de la glycérine, de l'alcool éthylique, des alcools supérieurs qui en augmentent la toxicité, comme nous le verrons plus loin, puis des éthers provenant de la combinaison d'acides et d'alcools supérieurs, qui donnent ce qu'on appelle le « bouquet ».

Nous ajoutons que la fraude peut y introduire de l'acétate de plomb, du poivre, du pyrèthre, du laurier cerise, de l'ivraie, de l'acide sulforicinique, de l'acide acétique, etc.

Depuis longtemps on s'occupe de la toxicité des divers alcools.

On a classé les eaux-de-vie, par ordre de nocivité croissante en eaux-de-vie de vin, de marc, de fruits, de grains, de betterave et enfin de pommes de terre. Dans celle-ci on trouve deux poisons violents : la solanine et l'acide prussique.

Cette classification, si l'on veut bien se reporter à celle que nous avons donnée des alcools, est d'accord avec ce fait que la toxicité de l'alcool croît avec *l'élévation du coefficient n* dans la formule qui le représente. Ainsi l'alcool amylique est dix fois plus toxique que l'alcool étylique (1).

Dujardin-Beaumetz et Audigé (2) ont en effet mon-

(1) Debove. *Loco citato.*
(2) Dujardin-Beaumetz et Audigé. Recherches expérimentales sur la puissance toxique des alcools. Paris, 1879.

tré que le pouvoir toxique des alcools s'élevait avec leur *poids atomique* et leur *degré d'ébullition*.

Leurs expériences sur des chiens leur ont permis de dresser le tableau suivant :

	Formule.	Point d'ébullition.	Dose toxique par kilog. de chien.
Alcool éthylique	$C^4 H^6 O^2$	77°	6gr,52
— propylique	$C^6 H^8 O^2$	97°	3, 28
— butylique	$C^8 H^{10} O^2$	116°	1, 90
— amylique	$C^{10} H^{12} O^2$	137°	1, 55

Pour LANCEREAUX (1), l'alcool de vin a à peu près la toxicité du vin, mais les autres alcools sont *très toxiques pour le système nerveux;* fourmillements, *analgésies*, tremblements, contractures, hallucinations, insomnies, délire, abrutissement, tels sont les troubles qui leur sont imputables.

PASSY (2) a fait en 1892 une communication à l'Académie de Médecine, où il dit : « *Le pouvoir odorant* des alcools homologues de l'alcool ordinaire croît avec leur toxicité. Dujardin-Beaumetz et Audigé ont établi des tableaux de toxicité qui concordent avec le mien, basé sur les pouvoirs odorants. Il n'y a contradiction que pour l'alcool méthylique, et il n'y a plus concordance au-delà de l'alcool amylique. »

MAGNAN avait réservé à l'absinthe les propriétés convulsivantes. LABORDE (3) a montré qu'elles appartien-

(1) LANCEREAUX. *Loco citato.*
(2) PASSY. Acad. Méd., 1892.
(3) LABORDE. Acad. Méd. 1888.

nent aussi aux alcools d'industrie. Ceux-ci renferment, d'après lui, des alcools éthylique et propylique, de la pyridine, des aldéhydes pyromucique et salicylique. C'est au premier, ou *furfurol*, que l'on trouve dans les dans les eaux-de-vie de grains, que seraient dus ces phénomènes épileptiques et convulsifs qu'il produit à faibles doses.

Daremberg a soutenu contre Laborde, que les eaux-de-vie sont d'autant plus riches en furfurol qu'elles sont plus cotées.

Viala et Charrin (1), pour trancher la question, ont, avec des alcools courants, fait des expériences sur cinquante chiens. Ils ont conclu avec Daremberg que les alcools considérés comme meilleurs sont les plus toxiques, mais seulement en ce qui concerne les effets immédiats. Car, à doses répétées pendant plusieurs semaines, *les alcools de qualité supérieure sont moins nuisibles* que les autres : ils font maigrir moins vite les animaux et occasionnent des dégénérescences moins marquées.

Comme on le voit, il faut faire une grande part aux *impuretés* que renferment les alcools. En Angleterre, en Allemagne, en Suède, en Norvège, en Suisse, on admet, à la suite d'expériences, que les impuretés contenues dans l'alcool livré à la consommation est si *minime* qu'on ne peut pas lui attribuer la nocivité de l'alcool. En France, au contraire, on pousse à la rectification des alcools, si

(1) Viala et Charrin. Société de Biologie, 1896.

bien que, d'après quelques auteurs, « *l'alcool rectifié serait sans danger, et que, en allant à l'extrême, on arrive à cette conclusion paradoxale que ce qu'il y a de moins dangereux dans les boissons alcooliques, c'est l'alcool lui-même* (1). »

Cette conclusion aurait les plus graves conséquences, car l'alcool éthylique pur est toxique; c'est un résultat d'expérience indiscuté. Récemment encore, JOFFROY (2), expérimentant sur des chiens avec de l'alcool éthylique pur qu'il leur faisait ingérer avec des aliments, de façon à se mettre dans les conditions normales, arrivait à établir que la dose toxique est de 20 à 30 centimètres cubes par jour et à lointaine échéance.

RICHE s'est posé la question suivante : peut-on et doit-on débarrasser l'alcool de ses impuretés ? « Non, dit-il, (3) car l'alcool éthylique pur, étendu d'eau de façon à être amené au degré de concentration des eaux-de-vie, constitue un liquide sans parfum et d'une saveur à la fois fade et brûlante, qui le rendra toujours impropre à la consommation directe. Il est donc nécessaire d'y ajouter des substances étrangères pour lui donner les bouquets variés que l'on recherche dans les liqueurs. » Pour lui, les impuretés des alcools, sans être négligeables, n'entrent que pour une faible mesure dans la nocivité des boissons distillées. Néanmoins, il fixe à 2 grammes

(1) DEBOVE. *Loco citato.*
(2) JOFFROY. Revue Scientifique, 1898.
(3) RICHE. Acad. Méd., 1896.

par litre la quantité des impuretés contenues dans l'alcool industriel.

Il ne faut donc d'exagération ni dans un sens, ni dans l'autre. L'alcool est toxique, les impuretés également, et ces deux facteurs ne peuvent que renforcer mutuellement leurs actions.

Mais si, pour les alcools, le rôle de la présence de substances étrangères a pu prêter à discussion, il n'en est pas de même pour les *liqueurs*. Les avis sont ici d'une unanimité concluante. La nocivité des essences a été étudiée depuis longtemps ; elle est aujourd'hui bien connue, grâce aux travaux de BOUCHARDAT, de LANCEREAUX, de MAGNAN, de LABORDE et de tant d'autres.

Le nombre des liqueurs offertes à la consommation est incalculable, et bien en rapport avec celui des prétextes qui justifient, ou pour le moins expliquent leur absorption. On les trouve dans les pharmacies comme dans les familles, dans les bars comme dans les grands cafés. Qu'elles portent l'étiquette du pharmacien ou celle de la ménagère, qu'elles soient aussi flatteuses pour le palais que l'affiche qui les annonce l'est quelquefois pour l'œil, toutes sont dangereuses.

A des degrés divers, c'est vrai. Il faut distinguer la timide « lirette » lorraine, mélange de vin doux et d'eau-de-vie, de cette affreuse liqueur obtenue en faisant infuser du tabac et des plantes narcotiques dans un litre de kirsch, et dont un malade de Morel, cité par Alf.

Fournier (1), faisait ses délices. De même, entre le quinquina pharmaceutique et cette horrible liqueur verte à bon marché qui se débite dans les estaminets, il y a loin.

Entre ces extrêmes, on peut trouver tous les intermédiaires, avec lesquels tous les goûts peuvent se satisfaire.

Mais il y a toute une classe de liqueurs de laquelle nous devons particulièrement nous occuper : nous voulons parler des *apéritifs*. Quelques-uns, par leur nom, peuvent faire croire à des vertus thérapeutiques, et n'en sont que plus dangereux. D'autres, bitters ou vermouths, jouissent d'une réputation funeste. Mais le plus redoutable est, sans contredit, l'*absinthe*.

Aussi a-t-elle eu l'honneur de faire l'objet de remarquables études.

L'essence d'absinthe est un violent poison. On connaît l'expérience de BOUCHARDAT (2). Il prend deux bocaux contenant chacun un litre d'eau, il verse dans l'un six gouttes d'acide cyanhydrique, dans l'autre six gouttes d'absinthe. Il met des petits poissons dans les deux bocaux, et il constate que les poissons sont foudroyés plus vite dans l'absinthe que dans l'acide prussique. La démonstration est, je crois, suffisante.

Les anciens connaissaient le *vin d'absinthe*. Dlosco-

(1) ALF. FOURNIER. *Loco citato*.

(2) BOUCHARDAT. Liqueurs fortes, 1861.

RIDE (1) l'appelle « stomachique. » C'était une liqueur analogue à notre vermouth, dont le nom, d'origine allemande, s'appliquait primitivement à une infusion d'absinthe (*Wermuth*) dans du vin blanc. Aujourd'hui, l'absinthe n'y entre plus seule, comme nous le verrons.

La liqueur que nous appelons « absinthe », qui est si répandue et à une heure si régulière que Debove a pu créer le terme « d'heure verte » pour la désigner, est une solution alcoolique de l'essence d'absinthe. Cette essence est une huile essentielle formée de trois principes : un hydrocarbure, une huile mal connue, et une sorte de camphre d'une odeur vive et d'une saveur chaude. Mais ce ne sont pas les seules essences qui y entrent ; on y trouve en plus de l'angélique, de la badiane, du calamus aromaticus, de l'hysope, du fenouil, de l'anis, de l'origan, de la menthe, etc..., et parfois du sulfate de cuivre.

C'est là, on le voit, un produit complexe. LANCEREAUX (2) et MAGNAN (3) l'ont bien étudié ; ils ont montré que les troubles sensitifs, les troubles cérébraux, l'apparition précoce des paralysies, la folie, les convulsions, hystériformes pour le premier, épileptiformes

(1) DELPEUCH. *loco citato.*

(2) LANCEREAUX. Toxicité des différentes boissons alcool. *Acad. Méd.* 1885. Accidents produits par les alcools renfermant des essences. *Acad. Méd.* 1890. Intoxication par le vin, l'alcool, les essences. *Bulletin Méd.* 1891.

(3) MAGNAN. Epilepsie absinthique. *Acad. des Sciences*, 1871. Recherches de physiol. pathol. avec l'alcool et l'essence d'absinthe. *Archives de Physiologie*, 1873.

MAGNAN et LEUDET. Alcoolisme et absinthe. *Gaz. Hopit.*, 1869.

pour le second, sont l'apanage des absinthiques. Nous y reviendrons plus loin.

CADÉAC et MEUNIER (1), ayant repris ces études, ont été amenés à partager en deux groupes les essences de l'absinthe. Le premier groupe comprend les essences *épileptisantes* : absinthe, hysope, fenouil ; le second, les essences *stupéfiantes* : anis, badiane, angélique, origan, menthe.

Quant au *bitter* et au *vermouth*, leur nocivité a été étudiée par LABORDE (2). Le bitter, qui nous vient de Hollande, se prépare avec de l'eau-de-vie de baies de genévrier dans laquelle on fait infuser des écorces sèches d'oranges amères, de la racine de gentiane et de la racine de rhubarbe. D'autre part, nous avons dit ce qu'était le vermouth. L'un et l'autre doivent leur toxicité à leurs essences, et aussi à leur bouquet. On le leur donne artificiellement avec l'*aldéhyde salicylique*. Ce dernier, retiré de l'essence de reine-des-prés, qui a des propriétés épileptisantes, produit expérimentalement des convulsions toniques et cloniques avec écume et stertor.

Les autres liqueurs sont dangereuses par leurs essences, variables avec les substances qui y entrent, et par leurs bouquets artificiels. Parmi celles-ci, il faut citer le

(1) CADÉAC et MEUNIER. Contribution à l'étude de l'alcoolisme. Recherche sur les essences. *Revue d'hygiène et de police sanitaire*, 1891.

(2) LABORDE. L'alcool et sa toxicité. Acad. Méd., 1888.

salicylate de méthyle, qui produit des convulsions spéciales, caractérisées par la raideur et le tremblement, sans cycle épileptique, et l'*essence de noyau,* dont l'action se résume en phénomènes convulsifs tétaniformes.

En résumé, nous voyons que, si les boissons fermentées sont toxiques, elles le sont beaucoup moins que les alcools et que ceux-ci le sont d'autant plus qu'ils sont d'un ordre plus élevé. Plus rapidement que les deux précédentes, les liqueurs et en particulier les liqueurs dites apéritives, surtout l'absinthe, portent des atteintes précoces à l'organisme, *avec une prédilection marquée pour le système nerveux,* central et périphérique,

Faisons une dernière remarque. Les différentes expériences que nous avons eu à rappeler ont toujours été faites sur des animaux, en particulier sur des chiens. Elles n'auraient une valeur absolue que si elles étaient faites sur l'homme sain. Or « l'homme sain, sans tares héréditaires ou acquises, est, pour ainsi dire, un mythe dont nous nous éloignons tous plus ou moins. » (Joffroy) (1). Il faudra donc tenir compte, dans la pratique, de ces tares. De plus, chez quelques sujets, il y a une sensibilité spéciale à l'alcool. Lasègue les appelle « des « alcoolisables » par opposition aux individus qui absorbent impunément des doses considérables de spiritueux et qu'il a désignés sous le nom « d'impuissants à l'alcool ». Les alcoolisables, comme le fait

(1) Joffroy. *Revue scientifique*, 1898.

remarquer Féré (1), sont toujours des prédisposés héréditaires. Il rapporte deux observations où les alcooliques ne faisaient aucun excès, et il ajoute : « Cette variété n'est pas spéciale à l'homme, il existe de par le monde nombre de femmes prédisposées dont les bizarreries mentales attribuées fort à tort à l'hystérie, doivent être rattachées à l'alcoolisme, bien qu'elles soient d'une extrême sobriété ».

Concluons donc avec Joffroy : « l'alcoolisme chronique peut être regardé comme le produit de deux facteurs variables, l'un, l'*agent toxique*, l'autre l'*agent intoxiqué*, constitué par le malade préalablement modifié par ses tares héréditaires ou acquises. Or, le produit de deux facteurs variables présente forcément les plus grandes variations ».

Il nous reste à parler de l'action générale de l'alcool sur la *nutrition*.

Tout d'abord, que devient l'alcool introduit dans l'organisme ? Liebig (2) admettait qu'il s'y transforme en produits d'oxydation dont les derniers termes sont la vapeur d'eau et l'acide carbonique.

Bouchardat et Sandras (3) confirmèrent cette théorie. Ayant distillé du sang d'animaux alcoolisés et même

(1) Féré. Société Médicale des Hôpitaux, 1885.

(2) Liebig. Chimie organique appliquée à la physiol. et à la pathologie. Paris, 1842.

(3) Bouchardat et Sandras. De la digestion des boissons alcooliques et de leur rôle dans la nutrition. *Annales de Physique et de Chimie*, 1847.

du sang tiré de la veine d'un homme ivre, ils ne trouvèrent jamais l'alcool en nature, bien que TARDIEU eût signalé depuis longtemps l'odeur d'alcool dégagée dans les organes des sujets morts en état d'ivresse. Ils en conclurent que, sous l'influence de l'oxygène introduit dans l'économie par la respiration, l'alcool peut être immédiatement converti en eau et acide carbonique, et l'on trouve l'acide acétique comme produit intermédiaire.

Mais DUCHECK constata que, après l'absorption de boissons alcooliques, la quantité d'acide carbonique exhalé diminue. Il fallait donc recourir à une autre interprétation. Ducheck admit la transformation de l'alcool en aldéhyde par perte d'hydrogène. Cette théorie expliquait bien l'augmentation de la vapeur d'eau et la diminution de l'acide carbonique ; en effet, l'aldéhyde étant très combustible, s'emparerait de l'oxygène de cet acide, et augmenterait d'autant la quantité de vapeur d'eau.

En 1860, LALLEMAND, PERRIN et DUROY (1) n'ayant jamais, au cours de leurs recherches, rencontré les produits intermédiaires d'oxydation (aldéhyde, acides acétique et oxalique), et observant d'autre part que l'alcool ne peut se transformer en eau et en acide carbonique sans intermédiaire, parce que le sang reste vermeil et que l'acide carbonique diminue dans l'air expiré, posèrent ces conclusions : l'alcool n'est ni détruit, ni transformé dans l'organisme, et on peut l'extraire des viscères, du

(1) PERRIN, LUDGER-LALLEMAND et DUROY. Rôle de l'alcool et des anesthésiques dans l'organisme. Paris, 1860.

foie et de l'encéphale en particulier. De plus son élimination se fait par les poumons, le rein et *la peau.*

BAUDOT (1) fait observer que les expérimentateurs précédents ne retrouvant que les 3/25 du poids d'alcool ingéré, il faut que les 22/25 restants soient détruits et transformés par le travail intime de la nutrition. SCHULINUS (2), après des expériences sur des chiens, conclut dans le même sens. Dans des recherches faites à Sainte-Anne, CHATENIER (3) retrouve l'alcool dans les viscères, le cerveau et le foie surtout, et prétend que ce liquide n'est pas oxydé dans l'économie.

Aujourd'hui, tout le monde admet que l'alcool ne passe pas dans l'organisme sans altération aucune, et qu'il ne quitte pas l'organisme en totalité et en nature, mais *qu'une partie est brûlée dans les tissus et que le reste s'élimine par les poumons, les reins et la peau.* BINZ, en 1888, à la suite d'expériences délicates, fixe les chiffres suivants :

Pour 100 parties d'alcool ingéré	97,09 sont brûlées dans l'économie.		
	2,91 sont éliminées en nature.	Poumons. . .	1,60
		Reins	1,17
		Peau.	0,14

De tout cela nous devons retenir surtout le *rôle de la peau* dans cette élimination. Nous y reviendrons en temps utile.

(1) BAUDOT. Union Méd., 1863 et 1864.
(2) SCHULINUS. Mouvement Méd., 1867.
(3) CHATENIER. Mouv. Méd., 1868.

Quel est le rôle de l'alcool dans la nutrition ? Pour LIEBIG (1), c'est un *aliment respiratoire*. Pour PERRIN, LALLEMAND et DUROY (2), il n'agit que par *sa présence* : il excite l'énergie fonctionnelle sans éprouver de métamorphoses. Pour FOURNIER (3), c'est un *aliment d'épargne*; c'est aussi l'avis de GUBLER et c'est l'opinion qui prévaut aujourd'hui : il modère la désassimilation au même titre que le café ou le thé, en excitant le système nerveux, et permet ainsi à l'organisme de brûler ses réserves, imprimant momentanément à la nutrition une allure favorable, qui explique jusqu'à un certain point la vogue qu'il eut jadis en thérapeutique et que LEGRAIN a pu appeler *l'alcoolâtrie thérapeutique*.

BŒCKER (4) et HAMMOND (5) ont établi depuis longtemps que l'ingestion des boissons alcooliques a pour effet de diminuer la quantité des produits de désassimilation, c'est-à-dire de l'urée et des sels fixes.

FORSTER (d'Amsterdam) (6) donne à des sujets bien portants, laissés à jeun pendant 50 ou 60 heures, une certaine dose d'alcool, et recueille les urines. Il n'y a rien du côté de l'azote excrété, mais il y a augmentation des phosphates. Il en conclut que l'alcool provoquerait une

(1) LIEBIG. *Loco citato.*
(2) PERRIN, LALLEMAND et DUROY. *Loco citato.*
(3) ALF. FOURNIER. *Loco citato.*
(4) BŒCKER. Frank's magazin., T. IV, p. 762.
(5) HAMMOND. The physiological effects of Alkohol and Tabaco upon the Human System. *American Journal of med. Sc.*, 1856.
(6) FORSTER. Académie d'Amsterdam. 1887.

excrétion exagérée d'une substance faisant partie intégrante de l'organisme.

D'après Robin (1), on trouverait une diminution excessive des matériaux solides, de l'urée et de l'azote total, avec augmentation du rapport entre l'acide phosphorique total ; et l'examen des urines pourrait servir au diagnostic de l'alcoolisme.

Un an après Payne (2), poursuivant ces recherches, en donnait les résultats suivants :

1° *L'alcool diminue les processus d'oxydation*, favorise l'accumulation de la graisse et produit l'infiltration graisseuse ou stéatose, comme le phosphore.

2° Il agit comme stimulant fonctionnel, et, à dose forte, *comme poison fonctionnel sur le système nerveux* et en particulier sur le cerveau. L'altération fonctionnelle peut, à la longue, amener une lésion organique.

3° L'alcool détruit la vitalité de certains éléments des tissus ou *produit sur eux une inflammation*. Il agit ainsi comme un poison.

4° D'une manière générale, *les éléments parenchymateux, nerveux ou épithéliaux, subissent la dégénérescence ou la nécrose, tandis que le stroma ou les éléments du tissu conjonctif deviennent le siège d'une inflammation chronique.* Ces deux effets sont concomittants et non successifs.

Dans les quelques analyses d'urine que nous avons pu

(1) Robin. Société de Biologie, 1887.
(2) Payne. Société de pathologie de Londres, 1888.

faire (1), nous avons trouvé la quantité des matières solides et le taux de l'urée *généralement diminués*. Ces résultats sont d'accord avec les données précédentes.

La *diminution de l'urée* est, d'ailleurs, aujourd'hui admise par tous. L'association fréquente de la goutte à l'éthylisme est un argument nouveau en faveur de l'augmentation dans le sang de la quantité des urates : l'alcool fixerait l'oxygène sur les globules du sang, qui, arrivés dans les tissus, seraient privés de leur rôle oxydant: d'où ralentissement des fonctions vitales.

Il est, en effet, certain que l'alcool ingéré se retrouve dans le sang où il séjourne un certain temps ; il s'y accumule d'instants en instants jusqu'à un taux constant qui est atteint au bout d'une heure. De sorte que le dosage direct de l'alcool dans le sang peut servir, sans connaître la quantité d'alcool ingérée, à déterminer cette quantité d'une façon assez précise. Après l'injection d'alcool dans la veine jugulaire chez des chiens, le sang en contient pendant plus de huit heures une proportion constante égale à 1/200 du volume injecté. Au bout de vingt-quatre heures on n'en trouve plus (GRÉHANT) (2). Dernièrement, NICLOUX (3) a montré que l'alcool passe de la mère au fœtus en quantité proportionnelle à la quantité ingérée, et que, en faisant absorber de l'alcool

(1) Cf. infrà.

(2) GRÉHANT. Acad. des Sciences 1895. — *Société de Biologie*, déc. 1899.

(3) NICLOUX. Société de Biologie, déc. 1899.

à des nourrices, on en retrouve une partie dans le lait. VALLIN (1), du reste, avait déjà signalé les accidents auxquels sont exposés les enfants à la mamelle quand les nourrices se livrent à des excès alcooliques.

Nous avons dit que l'alcool fixait l'oxygène sur les globules. Il en résulte une véritable asphyxie aiguë ou chronique, qui explique la dégénérescence graisseuse que l'on observe chez les buveurs. GUBLER, (2) a démontré que l'alcool injecté dans les veines coagule l'albumine, et donne lieu à des thromboses et à des embolies. Les globules rouges diminuent de volume et de nombre ; ils perdent leur substance colorante ; on en rencontre de crénelés. Le sang prend un aspect spécial ; il n'est ni blanchâtre, comme le voulait MAGNUS HUSS qui attribuait cette teinte à la présence de globules graisseux en excès ; il ne reste pas non plus vermeil, comme le croyaient PERRIN, LALLEMAND et DUROY ; en général, il prend une coloration variable avec le nombre de corpuscules de graisse et des granulations pigmentaires, débris de globules rouges, que l'on peut y rencontrer.

HARLEY (3) a vérifié la plupart de ces faits dans ses expériences *in vitro*. D'après lui, l'alcool change la couleur du sang artériel frais, lui donne une teinte brique, coagule une partie de son albumine, et empêche l'absorp-

(1) VALLIN. Acad. de Médecine, 1896.
(2) GUBLER. Commentaires du Codex medicamentarius.
(3) HARLEY. Société de Pathologie de Londres. 1888.

tion de l'oxygène. Le sang ainsi traité ne forme plus de cristaux d'hémine.

Nous devons maintenant passer à la circulation ; mais disons de suite quelques mots de la respiration et de la température. A faibles doses, l'alcool stimule l'activité respiratoire ; à fortes doses, il la diminue. D'autre part, on admet que l'acool est un antithermique ; il produit bien une sensation de chaleur à la peau, qui est due à une vaso-dilatation périphérique ; mais en réalité, il y a abaissement de la température centrale. Cela résulte des expériences de DUMÉRIL et DEMARQUAY (1). Après eux, SMITH (2), PERRIN, BINZ (3), MAGNAN, qui cite une femme trouvée en état d'ivresse comateuse avec 26° à l'aisselle et au vagin, et bien d'autres encore l'ont vérifié.

L'étude des rapports de l'alcool avec la circulation nous retiendra plus longtemps. On sait qu'appliqué à l'extérieur sur la peau, l'alcool y produit une hypéractivité circulatoire, quelquefois une *congestion* qui peut aller jusqu'à l'inflammation. De là une action stimulante et révulsive que la chirurgie a mise à profit sous les formes de frictions, de pansements et d'injections. C'est ainsi que GOSSELIN employait l'injection d'alcool pour la cure de l'hydrocèle.

A l'intérieur, il en va de même. On connaît l'expérience

(1) DUMÉRIL et DEMARQUAY. Recherches expérim. sur les anesthésiques, 1848.

(2) SMITH. The Lancet, 1861.

(3) BINZ. Archiv für Physiologie, 1869.

(4) MAGNAN. *Loco citato.*

de PUPIER qui fait ingérer de l'alcool à un coq et provoque ainsi une turgescence énorme de la crête et des parties qui avoisinent le bec. Chez les individus qui succombent à l'alcoolisme aigu, on trouve à l'autopsie de la congestion de tous les viscères. *Le réseau capillaire cutané est dilaté;* ce phénomène est surtout apparent au nez. LANCEREAUX rapporte six cas de pyléphlébite consécutive à un processus inflammatoire dû à l'alcool seul. La muqueuse de l'estomac est injectée, celle de l'intestin réagit de même. Les poumons sont congestionnés, la muqueuse laryngée est hypérémiée. CHOMEL cite deux cas, et GRISOLLE trois cas de pneumonie, où l'alcool seul doit être incriminé. Le foie, la rate, sont le siège d'une congestion qui atteint sa plus grande intensité dans le cerveau et ses enveloppes. TARDIEU (1) a signalé des taches ecchymotiques sur la muqueuse gastrique; il a rapporté deux cas d'apoplexie pulmonaire, et cinq cas d'hémorrhagie méningée, dont deux étaient accompagnés d'épanchement abondant dans les ventricules latéraux. Ajoutons que tous ces organes sont imprégnés d'alcool, dont ils dégagent l'odeur.

Il y a donc *congestion*. Passagère dans l'alcoolisme aigu, elle deviendra *chronique* en même temps que sa cause; elle deviendra en même temps plus profonde. Nous trouvons alors chez les vieux éthyliques, d'une part une *inflammation interstitielle chronique* qui a suc-

(1) TARDIEU. Observ. médico-légales sur l'état d'ivresse. *Annales d'hygiène publique de médecine légale*, 1848.

cédé à la congestion, d'autre part, la désassimilation étant ralentie, une *stéatose* dans les tissus par dépôt de molécules graisseuses, et finalement la dégénérescence.

C'est pourquoi nous trouverons le cœur graisseux avec, parfois, les lésions de la myocardite partielle chronique. Les vaisseaux seront atteints d'artérite ou d'athérome. Les parotides, les glandes sous-maxillaires, d'après Lancereaux, pourront être en dégénérescence graisseuse. La muqueuse de l'estomac sera épaissie, indurée ; la couche celluleuse pourra participer à cette inflammation chronique. Le foie sera le siège d'inflammation chronique, de cirrhose, ou de dégénérescence graisseuse, quelquefois des deux lésions combinées. La rate sera cirrhosée, et les reins présenteront les lésions de la néphrite interstitielle ou de la dégénérescence graisseuse.

Les méninges sont atteintes : elles sont congestionnées, hypérémiées, épaissies le plus souvent avec œdème ou inflammation chronique. On observe parfois des signes de pachyméningite hémorrhagique, et à la face interne de la dure-mère épaissie se voient des néomembranes très richement vascularisées.

Dans le cerveau, la lésion la plus fréquente est la dégénérescence graisseuse. La gaîne des vaisseaux et leurs parois sont le siège de traînées granuleuses, et les cellules nerveuses sont plus ou moins remplies de globules graisseux. La masse encéphalique s'atrophie, se ratatine et l'hyperplasie conjonctive entraîne la sclérose cérébrale, ou périencéphalite diffuse. Le cerveau est blanc, dur, exsangue, comme macéré dans l'alcool. Quelquefois enfin, on y trouve des noyaux d'encéphalite partielle, avec ramollissement.

Pour ce qui est de la moelle, PERRIN, LALLEMAND et DUROY (1) ont montré que l'action de l'alcool remonte de la queue de cheval vers le bulbe. Celui-ci n'est frappé qu'après la moelle ; on constate alors des troubles de la respiration et de la circulation ayant la mort comme conséquence. LANCEREAUX (2) a noté la sclérose des cordons postérieurs : ils sont frappés les premiers, et ce fait vient confirmer cet autre, que dans les troubles nerveux des membres inférieurs, les troubles de la sensibilité sont antérieurs à ceux de la motilité.

Il nous resterait à parler des lésions des névrites périphériques, que l'on rencontre souvent dans l'alcoolisme chronique. Nous réservons cette question pour le chapitre suivant.

(1) PERRIN, LALLEMAND et DUROY. *Loco citato.*

(2) LANCEREAUX. *Loco citato.*

CHAPITRE III

Troubles nerveux de l'alcoolisme chronique. Anesthésie.

L'alcoolisme chronique, avons-nous dit, est un produit de deux facteurs variables : nature du toxique, et tares acquises ou héréditaires. Ses manifestations seront donc plus ou moins lentes à s'établir, et leur nature variera d'un sujet à l'autre. Mais elles peuvent se ramener à deux : les unes concernent surtout les *voies digestives*, les autres *le système nerveux*.

Parmi les premières, il faut citer la diminution de l'appétit, la lenteur des digestions, le pyrosis ou sensation de brûlure le long de l'œsophage, les nausées et les pituites ou vomissements de matières blanchâtres et filantes qui se produisent le matin à jeun. Il y a habituellement hypochlorhydrie. Parfois l'inflammation de l'estomac, la gastrite chronique des buveurs, est compliquée d'ulcérations qui ont tous les caractères de l'ulcère rond. Cette gastrite ulcéreuse peut provoquer des hématémèses, avec leurs suites ordinaires.

On a observé des diarrhées tenaces liées à une entérite chronique. Enfin les altérations hépatiques, congestion, stéatose, cirrhose, sont fréquentes chez les alcooliques ; il y a insuffisance hépatique, et l'on a observé aussi l'insuffisance rénale.

Les troubles du système nerveux sont non moins fréquents. Pour la facilité de l'exposition, nous les diviserons en : *intellectuels*, *sensitifs* et *moteurs*.

Dans le premier groupe prend place le changement de caractère. L'un est irritable, méfiant, vindicatif, a des idées fixes ; l'autre n'a plus de volonté ; un troisième se fait remarquer par ses extravagances ou ses indélicatesses. Dans tous ces cas, l'intelligence est affaiblie ; le malade a des cauchemars, des insomnies, il est triste, il parle peu ; il a des hallucinations de la vue et de l'ouïe qui aboutissent au délire, auquel on a donné les trois caractères de *terrifiant*, *mobile*, *professionnel*. Ce délire peut mener au suicide.

Souvent, on a affaire à une attaque de *delirium tremens* paroxysme d'intoxication dans le cours d'une intoxication chronique, pouvant être réveillée par un traumatisme, chirurgical ou non, par une pneumonie ou un érysipèle, ou encore par un excès de boisson, mais pouvant aussi éclater spontanément. Il est caractérisé par des hallucinations visuelles, véritable « *rêve vécu* », a dit Lasègue. L'attaque est annoncée par un malaise physique et moral, puis le délire éclate : « l'alcoolique s'agite, se démène, ses forces sont décuplées ; il parle sans fin d'une voix brève, saccadée, impérieuse. Il veut se lever, sortir de son lit. Les mains, les lèvres, les jambes tremblent, le teint est animé, les yeux hagards, la respiration haletante. Il voit des animaux, interpelle des êtres imaginaires, crie au feu, se croit attaqué, veut frapper. » (CAVASSE) (1). L'accès, qui dure de 2 à 7 ou 8 jours, se termine par un sommeil profond d'où le malade sort anéanti, sans souvenirs nets.

Quant à la folie alcoolique, elle peut, d'après MARTY (2), revêtir trois formes. La première, ou *lypémanie*, est caractérisée par l'abattement, les frayeurs, les hallucinations terrifiantes, le refus de la nourriture ; et la seconde ou *férocité ébrieuse*, par des instincts féroces, les menaces, les injures, les voies de fait. La dernière est suffisamment spécifiée par son nom de « *monomanie homicide alcoolique.* »

Un exemple entre mille : FOURNIER (3) cite le cas d'un ouvrier qui, ne pouvant plus résister à une voix qui lui disait de tuer son enfant, lui fendit la tête d'un coup de hache.

Si la folie n'est pas traitée, elle aboutit fatalement à

(1) BOUGLÉ et CAVASSE. Premier livre de médecine. Paris, 1897.

(2) MARTY. Action de l'alcool sur l'organisme. Troubles de la sensibilité. *Thèse* de Paris, 1872.

(3) ALF. FOURNIER. *Loco citato.*

la démence et à la paralysie générale, dernier terme de la dégénérescence physique, intellectuelle et morale de l'individu.

Tels sont les troubles, si graves, de l'intelligence. Après eux, nous étudierons les troubles *sensitifs*, et commencerons par la sensibilité *subjective*.

Ce sont les *premiers en date* ; ils révèlent l'intoxication. Le malade s'en aperçoit surtout le soir. Tantôt ce sont des picotements, des chatouillements, des fourmillements, d'abord intermittents, puis continus, insupportables, et commençant dès que le malade est au lit; tantôt ce sont des élancements dans le membre inférieur, des crampes douloureuses dans les mollets, des secousses électriques qui rendent tout repos impossible.

Les sensibilités spéciales sont aussi atteintes. On note du côté de l'œil des scintillations, des mouches volantes, le rétrécissement du champ visuel dans l'hystéro-alcoolisme, la dyschromatopsie ; la parésie musculaire limitée aux muscles orbitaires, l'ophtalmoplégie ont été observées ; n'oublions pas la névrite optique : elle se traduit à son début par de l'amblyopie, très prononcée pour le vert, puis par un scotome central, et peut aboutir à la cécité complète.

Du côté de l'oreille, il faut mentionner les sifflements, tintements ou bourdonnements qui semblent dus à une propagation de l'hypérémie et de la congestion du pharynx, que l'on rencontre quelquefois dans l'éthylisme chronique.

L'odorat et le goût sont le plus souvent normaux; cependant on a signalé des perceptions, *sine materia*, d'odeurs repoussantes.

Les sensibilités tactile et thermique sont ordinairement indemnes. Quelques rares exceptions ont été signalées, où le toucher est émoussé, ou halluciné. Tantôt le malade ne perçoit pas la forme des objets et ne peut les saisir; tantôt il croit saisir des choses qui n'existent pas. Marty (1) cite, après Morel, un alcoolique qui voyait un chat lui grimper aux jambes et lui enfoncer les griffes dans la chair. Le malade suivait d'un air hébété les mouvements du chat, et, à un moment donné, cherchant à le saisir, il se prenait violemment le scrotum, croyant tenir l'animal.

Du côté de l'appareil génital, on constate en même temps que l'atrophie des testicules, déjà signalée par Robin, et obtenue récemment par Bouin et Garnier (2) dans des expériences sur des rats blancs, un affaiblissement et à la longue l'abolition de la fonction génératrice. La verge est flasque, le sperme sale, visqueux et pauvre en spermatozoïdes, l'excitation génésique est bien diminuée. N'est ce pas le lieu de rappeler ces paroles de Plutarque : « Ceux qui boivent beaucoup de vin, mesmement tout pur, sont lasches à l'acte de la génération et ne sèment rien qui vaille, ni qui soit de bonne trempe pour bien engendrer, à cause de la faiblesse et de la

(1) Marty. *Loco citato.*

(2) Bouin et Garnier. Société Biol. janvier, 1900.

frigidité de la semence. » (Trad. Amyot). Chez la femme, LANCEREAUX a signalé les troubles de la menstruation qui cesse avant l'âge, avec atrophie de l'ovaire, et BUZZARD (1) a fait de cette cessation des menstrues un des signes presque constants de la névrite alcoolique chez la femme.

Les réflexes sont variables. Le réflexe rotulien, aboli dans les paralysies et le pseudo-tabès alcooliques, est généralement normal. Nous verrons plus loin que dans la période préparalytique, il est plus ou moins exagéré. Quant aux réflexes cutanés, on admet qu'ils varient dans le même sens que la sensibilité, exagération dans l'hyperesthésie, diminution ou abolition dans l'anesthésie. Dans le premier cas, il faut éviter de le confondre avec l'exagération de la sensibilité.

Quant à l'esthésie, ou sensibilité *objective*, elle peut être *diminuée*, *normale*, ou *exagérée*. C'est sur ces troubles que LANCEREAUX avait basé sa classification des alcooliques en trois groupes : les *alcooliques proprement dits*, les *éthyliques* et les *absinthiques*. Les premiers sont ceux qui absorbent le poison sous forme de spiritueux, les seconds sous forme de vins, les derniers sous formes d'apéritifs (*absinthe, bitter, vermouth*).

A chacune de ces classes correspondrait, pour Lancereaux, une esthésie différente, qui deviendrait ainsi une indication pathogénique. Il admet que, chez les

(1) BUZZARD. Société de pathol. de Londres, 1888.

buveurs d'eaux-de-vie, on trouve l'*analgésie symétrique des membres inférieurs*, sans anesthésie véritable.

L'*hypoalgésie*, caractérise les buveurs de vin, et aux buveurs d'absinthe revient l'*hyperesthésie*.

Malheureusement, tout en admettant ces données, il serait difficile d'en faire un élément de diagnostic absolu, car le plus souvent les buveurs, empiétant sur ces trois catégories, ne peuvent être rangés dans aucune d'elles ; il en résulte ainsi une complexité pathogénique parfois insoluble.

Quoiqu'il en soit, l'*hyperesthésie* est, des troubles de la sensibilité, celui que l'on rencontre le plus fréquemment. Elle est surtout marquée aux membres inférieurs, et elle disparaît au fur et à mesure que l'on s'élève. Le plus léger contact provoque des douleurs que la moindre pression vient exagérer. L'hyperesthésie peut être limitée aux membres inférieurs, mais on peut la trouver aussi aux membres supérieurs. Enfin elle est quelquefois généralisée, et dans ce cas, la face est toujours respectée.

Déviée dans le sens opposé, la sensibilité devient l'*anesthésie*. Elle est particulièrement intéressante pour nous. Disons de suite qu'elle est beaucoup plus rare que la précédente, à laquelle elle succède quelquefois.

On peut la rencontrer sur les membres inférieurs, sur les membres supérieurs et sur le tronc. Elle est excessivement rare à la face. Elle débute par les extrémités, main ou pied, et gagne peu à peu la racine du membre. On emploie, pour indiquer ses progrès, des termes imagés qui en indiquent bien la localisation ; c'est ainsi que, suivant qu'elle remontera plus ou moins haut sur le membre inférieur, on aura l'anesthésie en *semelle de soulier*, en *soulier*, en *brodequin*, en *chausssettes*, en *bottes d'égoutier*. Des extrémités elle peut gagner le tronc petit à petit.

Il faut remarquer que c'est plutôt une *analgésie* qu'une anesthésie vraie. Lancereaux avait bien vu cette particularité. Le malade sent bien qu'on le touche, qu'on le pique, mais on peut le pincer, le piquer fortement, traverser d'une épingle un pli fait à la peau, sans qu'il paraisse en souffrir le moins du monde.

Lancereaux avait aussi noté qu'elle est *symétrique*. C'est un des grands caractères qui la feront distinguer de l'anesthésie hystérique, qui, elle, est asymétrique. L'hémianesthésie hystérique est celle que l'on rencontre le plus souvent ; l'anesthésie générale a été rarement signalée dans l'hystérie. Dans l'alcoolisme elle peut exister, mais alors elle se différencie de la première en ce qu'elle n'offre pas un champ continu, mais affecte la disposition en *placards*, en *îlots* sans aucune espèce de systématisation, avec, çà et là, des espaces sains.

Lancereaux admettait qu'elle était spéciale aux buveurs de vins et de spiritueux : hypoalgésie chez les premiers, analgésie chez les seconds, prenaient, comme nous l'avons dit, une grande importance pathogénique. Aux amateurs d'apéritifs était réservée l'hyperesthésie.

Cette distinction n'a rien d'absolu, car *on peut trouver l'analgésie chez les absinthiques*. Dans ce cas, elle a été précédée d'hyperesthésie, et indique alors une intoxication avancée.

Nous verrons plus loin qu'elle fait partie du cortège des symptômes préparalytiques dans la paralysie alcoolique, et sa pathogénie sera étudiée avec elle. Car, comme elle, il nous faudra la rattacher à des *troubles nerveux périphériques*. Mais nous devons auparavant dire quelques mots des *troubles moteurs*.

Un des plus connus est le *tremblement* dit *alcoolique*. Pour le déceler, il faut faire étendre le bras, horizontal, dans l'attitude du serment, les doigts étendus et écartés. On les voit alors animés de petites oscillations transversales de faible amplitude. C'est un tremblement intentionnel, rapide et menu ; plus marqué le matin à jeun, il s'atténue dans la journée quand le malade a ingéré une petite quantité d'alcool. C'est un des symptômes les plus constants de l'éthylisme ; il manque rarement, mais il est quelquefois très difficile à mettre en évidence, comme nous l'avons constaté.

Le tremblement peut avoir deux autres sièges : la langue et les lèvres. Celles-ci sont agitées de trémulations, de « fines oscillations égales, rapides, de peu d'amplitude, régulières, qui partent de l'aile du nez, suivent le sillon naso-génien et irradient vers les lèvres. Ces secousses trahissent le buveur, même à distance, en sorte qu'il suffit souvent de le voir parler ou rire pour être mis sur la voie de ses habitudes. » (BROUSSAIN) (1).

Quant à la langue, elle est agitée de secousses fibrillaires. Il en résulte un embarras de la parole, que nous avons trouvé très accusé chez un de nos malades, des hésitations caractéristiques, un bégaiement à intensité variable.

Nous citerons encore les soubresauts des tendons, fréquents dans les mollets, surtout la nuit. Dans le courant de la journée, ils n'apparaissent que si le sujet est assis ou couché, et jamais tant qu'il est debout ou en marche.

Nous avons déjà parlé des crampes dans les membres inférieurs. Il faut y joindre les raideurs, les contractures au niveau des extenseurs, les convulsions dont nous parlerons au sujet de l'épilepsie éthylique, et enfin les paralysies.

Les *paralysies alcooliques* avaient déjà été signalées par MAGNUS HUSS (2). Elles ont été bien étudiées par LANCEREAUX, LEUDET, MAGNAN, CHARCOT, BRISSAUD, GOMBAULT, DÉJERINE, etc.,

Elles sont aujourd'hui bien connues. Plus fréquentes chez la femme que chez l'homme, elles frappent les *buveurs d'essences* (absinthe, amers, vermouth, vulné-

(1) BROUSSAIN. Les manifestations nerveuses de l'alcoolisme. *Thèse* de Paris, 1899.

(2) MAGNUS HUSS. *Loco citato.*

raire, ...) bien plus souvent que les buveurs de vin ou d'alcool. LANCEREAUX qui, dans les leçons faites à la Pitié en 1879-1880, a fait ces remarques, leur donne sept grands caractères :

1° *Localisation spéciale aux extenseurs.*

2° *Atrophie des muscles affectés.*

3° *Symétrie parfaite.*

4° *Marche ascendante.*

5° *Désordres subjectifs de sensibilité générale concomittants et symétriques.*

6° *Désordres objectifs et symétriques de sensibilité générale.*

7° *Troubles vaso-moteurs ou trophiques également symétriques,*

Elles sont précédées d'une longue période *préparalytique*, caractérisée surtout par les *troubles de sensibilité* plus ou moins généralisés, et, par conséquent, les premiers en date. Ce sont l'insomnie, la zoopsie, les rêves terrifiants ou professionnels ; on note en même temps des troubles gastriques : anorexie, pituites, vomissements, coliques intestinales. Ce sont des phénomènes douloureux dans les membres inférieurs, des *fourmillements*, des *crampes* exagérées par la chaleur du lit, avec hyperesthésie cutanée et musculaire, les réflexes étant d'abord exagérés.

Plus tard, on trouve de l'*anesthésie* et du *retard de la perception*, avec *réflexes paresseux*.

Puis viennent les troubles moteurs. Ils débutent par

une *parésie* des membres inférieurs, qui suit une marche progressive et aboutit à la paralysie. Elle frappe surtout les *extenseurs* du membre inférieur ; elle est bilatérale et symétrique, à forme de paraplégie. Elle touche quelquefois le triceps crural le premier, et le mouvement d'extension de la jambe sur la cuisse devient impossible.

Pus souvent, le groupe antéro-externe des muscles de la jambe est pris. L'extenseur propre du gros orteil est touché un des premiers ; puis les extenseurs des orteils, les péroniers latéraux et les muscles du mollet sont successivement envahis. De là, une attitude spéciale du pied : il est en varus équin, en extension sur la jambe ; les orteils sont fortement fléchis sur la plante, surtout le gros orteil et cette attitude est presque pathognomonique. La marche est non moins caractéristique : le pied étant pendant, sa pointe râcle le sol ; le malade doit alors, pour ne pas trébucher, relever fortement la jambe à chaque pas par flexion de la cuisse sur le bassin. La pointe retombe la première, le talon ensuite, avec deux bruits distincts ; cette démarche rappelle celle des chevaux qui steppent, d'où le nom de « *steppage* », que lui a donné CHARCOT.

Si la paralysie alcoolique a une prédilection marquée pour les membres inférieurs, elle ne respecte pas toujours les membres supérieurs. Dans ce cas, elle débute par le radial. Elle est souvent *incomplète,* contrairement à la paralysie saturnine, et alors ce n'est pas toujours au long supinateur qu'est assurée l'intégrité. Le plus souvent c'est une simple parésie, qui rend difficiles certains mouvements, comme celui d'écrire, de boutonner ses habits, etc...

La paralysie alcoolique peut, mais rarement, se généraliser.

Elle est toujours *flasque*, et jamais elle ne s'accompagne de contractures. On ne constate pas non plus de troubles des réservoirs. Buzzard (1) a signalé, à côté de l'immunité des sphincters, un autre signe presque constant chez la femme et qui consiste dans la cessation précoce de la menstruation. Le réflexe rotulien qui, au début, était exagéré, puis paresseux, est finalement aboli, mais les réflexes cutanés persistent, un peu diminués.

Elles s'accompagnent de troubles *vaso-moteurs* et de troubles *trophiques*.

Parmi les premiers, nous noterons la rougeur cyanique des extrémités paralysées, indiquant un trouble de la circulation périphérique. Les tissus, surtout aux pieds et aux malléoles, sont infiltrés d'œdème blanc et fugace. On a vu l'hypercrinie sudorale, et l'on a signalé des éruptions purpuriques ou zostériformes.

Dans les seconds doivent être rangées l'atrophie et la disparition progressive des muscles, avec rétractions tendineuses. La peau, amincie, prend un aspect lisse et luisant — c'est le *glossy skin* des Anglais — elle devient quelquefois écailleuse. Les poils tombent ou présentent

(1) Buzzard. *Loco citato.*

au contraire une croissance exagérée. Les ongles deviennent durs, cassants, striés transversalement, recouverts de lamelles cornées. Les escharres ont été signalées. Enfin dans les cas chroniques, le tissu cellulaire et le derme sont épaissis et indurés, et le processus aboutit à la sclérodermie.

Nous en avons fini avec les symptômes de la paralysie éthylique. Quelles en sont maintenant la marche et la terminaison ?

Son évolution est aiguë ou suraiguë. Elle débute par les extrémités inférieures et gagne rapidement de proche en proche ; les malades sont alités, l'impotence est absolue et le moindre mouvement provoque des douleurs violentes. L'atrophie peut être persistante, et la mort peut survenir très-rapidement par asphyxie, si le diaphragme est intéressé. Mais, prise au début, elle peut rétrocéder sans laisser de traces.

Comme pathogénie, il faut invoquer une *névrite périphérique*, qui rentre dans le groupe des névrites périphériques d'origine toxique, à côté des névrites saturnine et arsenicale, et au même titre qu'elles. Elles ont été bien décrites par BRISSAUD (1), dans sa thèse d'agrégation.

Nous avons vu que PERRIN, LALLEMAND, et DUROY (2) attribuaient les troubles digestifs et moteurs des membres inférieurs aux lésions de la *moelle*, dont le début se

(1) BRISSAUD. Des paralysies toxiques. *Thèse d'agrégation*, 1886.

(2) PERRIN, LALLEMAND et DUROY. *Loco citato.*

ferait par les cordons postérieurs, et LANCEREAUX aurait noté leur sclérose.

D'autre part, ACHARD et SOUPAULT ont montré que les paralysies alcooliques à marche rapide dérivent bien d'une altération des cellules nerveuses de la moelle.

Pour BUZZARD (1), l'action toxique de l'alcool s'exerce d'abord sur les centres vaso-moteurs du bulbe et de la moelle épinière. Plus tard, il y aurait une modification permanente du calibre des artères, surtout des artères *périphériques*, L'irritation des nerfs vaso-constricteurs produirait la *contraction des artérioles* et la *dégénérescence des fibres nerveuses*, tandis que celle des vaso-dilatateurs causerait un *apport exagéré de sang* et une *hypertrophie* consécutive du tissu conjonctif ; c'est ainsi que s'expliquerait l'œdème limité qu'on observe si souvent dans la névrite alcoolique.

Actuellement, certains auteurs tendent à admettre cette origine *centrale* des paralysies alcooliques.

Les cellules nerveuses de la moelle peuvent, c'est indiscutable, être intéressées. DEBOVE (2) fait cette remarque et ajoute : « Dans la conception anatomique actuelle, le cylindre-axe n'est qu'une partie de la cellule nerveuse. Les cellules ganglionnaires des cornes antérieures de la moelle émettent des prolongements cylindraxiles qui se propagent jusqu'à la plaque motrice terminale du muscle.

(1) BUZZARD. *Loco citato.*

(2) DEBOVE. Paralysies alcooliques, in *Médecine Moderne*, 1895.

Il est fort probable que la lésion du cylindre-axe qui n'est qu'une expansion de la cellule nerveuse, ne va pas sans un certain degré d'altération du corps cellulaire même. »

D'un autre côté, l'existence des névrites périphériques n'est plus à démontrer. Déjerine et Thomas (1) ont vu que les nerfs peuvent être très altérés, sans que leurs cellules d'origine présentent des modifications appréciables. Dans le cas qu'ils citent, l'examen histologique des nerfs cutanés et musculaires des membres inférieurs leur a fait constater des lésions très-marquées : les nerfs ne contenaient que peu de grosses fibres à myéline, et ils étaient constitués surtout par des gaînes vides et des fibres de petit calibre. Mais les racines antérieures et postérieures étaient absolument *saines*, la moelle épinière ne présentait aucune espèce d'altération.

Avec la majorité des auteurs, nous admettrons que, si la paralysie alcoolique à marche rapide et grave implique une lésion centrale, on ne peut en faire une loi générale applicable aux autres formes, lentes, bénignes et localisées. Celles-ci sont bien justiciables de lésions périphériques. Elles sont dues, comme les paralysies toxiques en général, à des *névrites périphériques*.

Que nous apprend, dans ce cas, l'anatomie pathologique? Il s'agit d'une *névrite segmentaire périaxile*; le cylindre-axe est conservé, bien que moniliforme ; les lésions n'intéressent que quelques segments interannulaires

(1) Déjerine et Thomas. Société de Biologie, 1887.

séparés par des segments sains. La myéline au lieu de se désagréger et de se segmenter en boules ou en bloc comme dans la dégénérescence wallérienne, est granuleuse, les noyaux de la gaîne de Schwann ne prolifèrent pas, mais il y a envahissement du segment interannulaire par des cellules rondes et des leucocytes. Les lésions débutent non au mileu du segment, mais à ses extrémités, près de l'étranglement annulaire, comme l'a démontré RANVIER.

Cette névrite parenchymateuse frappe les dernières ramifications des nerfs à la périphérie. Le cylindre-axe, avons-nous dit, est conservé. Cependant, à une période avancée, on peut observer la dégénérescence *wallérienne*: un certain nombre de cylindre-axes sont sectionnés, et alors toute la partie périphérique des fibres nerveuses correspondantes dégénère.

Ces lésions anatomiques nous permettent de concevoir la pathogénie des troubles sensitifs et moteurs dont nous avons parlé. Elles expliquent les troubles vaso-moteurs et trophiques. Sur ces derniers on a beaucoup discuté. En 1851, CLAUDE BERNARD montrait que le système circulatoire est sous la dépendance du système nerveux central; on connaît ses expériences sur les vaso-moteurs. En 1853, BROWN SEQUARD remarque que l'action du système nerveux sur la vaso-motricité ne doit pas seule être mise en cause, et qu'il faut faire intervenir une irritation nerveuse sur la cellule elle-même.

VULPIAN, lui aussi, avait bien vu que la théorie de

Claude Bernard était insuffisante. « On n'a jamais vu, dit-il, l'atrophie des muscles de la tête se produire chez les animaux à la suite de la section du grand sympathique ». Mais pour lui, le facteur nouveau qu'il faut faire intervenir, c'est la privation de l'influx nerveux.

En 1860, SAMUEL invente les nerfs trophiques, autonomes, n'ayant d'autre fonction que celle de présider à l'assimilation et à la désassimilation élémentaires. L'existence de ces nerfs n'ayant jamais pu être démontrée, CHARCOT, en 1872, rejette absolument cette hypothèse et met nettement en cause les nerfs *sensitifs*.

BRISSAUD constata plus tard, dans ses recherches sur les troubles trophiques du tabès, que les tabétiques *trophiques* appartiennent à la catégorie des tabétiques *sensitifs*.

CHIPAULT a confirmé cette opinion, et dans quatorze observations de tabès, a noté que, dans le cas de troubles trophiques accentués, les troubles sensitifs l'emportent de beaucoup sur les troubles moteurs.

Pour DIEULAFOY (1), ce n'est pas le nerf qui est trophique par lui-même, mais ce sont les centres nerveux qui lui communiquent cette propriété ; et par ce mot, pour lui, il ne faut pas entendre seulement « les agglomérations cellulaires de la moelle ou de l'encéphale, mais encore les agglomérations cellulaires périphériques, disséminées au voisinage des organes et dans leur parenchyme ».

(1) DIEULAFOY. Manuel de Pathologie interne, 1894.

Mais s'agit-il d'une *diminution* ou d'une *exagération* de ce pouvoir trophique des centres nerveux ? Ce problème n'est pas encore résolu.

Quoi qu'il en soit, il y a, à l'état normal, harmonie parfaite entre les diverses fonctions organiques ; sous l'influence des désordres circulatoires et de l'altération des nerfs, que nous avons décrits, cet équilibre est détruit. A cette rupture doivent être rattachés les troubles de trophicité que nous avons signalés à leur place.

Il nous reste, pour compléter cette étude, et aussi parce que nous pourrons avoir à y revenir, à dire quelques mots des rapports qui lient l'alcoolisme à *l'hystérie*, à *l'épilepsie,* à la *paralysie générale* et au *tabès.*

L'*hystérie* n'est pas rare chez les alcooliques, et il est inutile d'en rappeler ici les symptômes. Quel est le rôle de l'alcool dans sa genèse ? Les avis sur ce point sont partagés. DEBOVE, ACHARD, DREYFOUS admettent que l'éthylisme crée l'hystérie de toutes pièces, tandis que pour CHARCOT, LETULLE BRISSAUD, il y a simplement réveil de l'hystérie vulgaire chez des prédisposés sous l'action du toxique. Le même problème s'est posé d'ailleurs au sujet de l'hystérie chez les saturnins.

L'*épilepsie alcoolique* a soulevé, elle aussi, bien des discussions MAGNAN et LANCEREAUX en ont fait une étude spéciale.

Pour MAGNAN (1), il faut, dans l'éthylisme, distinguer

(1) MAGNAN. Commun. à l'Acad. des Sciences, 1869. Epilepsie absinthique : *Acad. des Sciences,* 1871.

deux sortes d'épilepsie : l'épilepsie *alcoolique* que l'on rencontre à une période avancée de l'intoxication et dans laquelle toutes les formes d'absorption doivent être incriminées, et d'autre part l'épilepsie *absinthique*, apparaissant de bonne heure chez les buveurs d'absinthe. L'absinthe seule serait responsable de cette dernière variété, véritable épilepsie par intoxication.

LANCEREAUX (1) admet, au contraire, que l'épilepsie n'est pas liée forcément à l'absinthisme, sauf dans les cas où il existe des lésions nerveuses consécutives à l'usage prolongé des liqueurs alcooliques en général. Pour lui, l'absinthisme produirait plutôt des convulsions *hystériformes* que des convulsions épileptiformes.

De son côté, LABORDE (2) prétend n'avoir jamais observé de véritables accidents épileptiques chez les alcooliques purs.

Maintenant, s'agit-il du réveil des convulsions chez des prédisposés, ou bien sont-elles créées de toutes pièces par le toxique ? Il est difficile de se prononcer, et comme pour l'hystérie, la question est encore en suspens.

En tout cas, comme l'épilepsie vraie, l'épilepsie alcoolique a ses deux phases de convulsions toniques et cloniques. La première est courte. Les muscles du cou et du tronc sont en raideur tétanique, le corps en opistothonos. A cette phase succèdent des secousses plus ou moins fortes, désordonnées et symétriques, dans tous les mem-

(1) LANCEREAUX. *Loco citato.*
(2) LABORDE. *Loco citato.*

bres; une salive spumeuse couvre les lèvres. C'est la période des convulsions cloniques; elle peut être suivie de coma. Elle succède à des accès répétés de delirium tremens, ou apparaît à l'occasion d'un excès d'alcool ou d'absinthe. Ces commémoratifs, joints à l'absence d'aura et de cri initial, la feront distinguer de l'épilepsie vraie.

La *paralysie générale* dans l'alcoolisme a donné lieu aux mêmes discussions; seulement il est admis en général que l'alcool ne joue que le rôle de cause prédisposante.

Il ne faut pas oublier, d'autre part, que l'alcoolisme peut simuler la paralysie générale. C'est à cette forme d'intoxication que l'on a donné le nom de *pseudo-paralysie générale alcoolique.* Les symptômes y sont moins au complet que dans la première; le délire n'est pas caractéristique; tous les symptômes prémonitoires de l'éthylisme que nous avons décrits, et les commémoratifs aident au diagnostic. MAIRET et COMBEMALE (1), étudiant les effets de l'intoxication alcoolique chronique sur des chiens, observèrent des poussées délirantes avec peur et hallucinations, puis un affaiblissement intellectuel notable, avec troubles musculaires d'ordre ataxique et paralytique, débutant par l'arrière train et se généralisant rapidement. A l'autopsie, ils trouvèrent une inflammation diffuse méningo-encéphalique avec dilatation des centres cérébraux. Or, ce sont là les lésions de la paralysie générale.

Quelle est la terminaison de cette pseudo-paralysie

(1) MAIRET et COMBEMALE. Acad. des Sciences, 1888.

générale alcoolique? D'après DIEULAFOY (1), elle aboutit à deux termes : la paralysie générale vraie et la démence.

Il y a enfin le *pseudo-tabès alcoolique.* Comme dans le tabès vrai, on trouve l'abolition des réflexes rotuliens, des troubles de la sensibilité, de l'amblyopie et le signe de Romberg.

Mais ici, on voit nettement qu'il y a faiblesse musculaire, paraplégie. Les deux pieds étant rapprochés, le malade non-seulement perd l'équilibre, mais encore il ne peut se tenir debout et pour chercher un nouvel appui, il élargit sa base de sustentation en écartant les pieds.

La démarche est aussi un signe distinctif. L'alcoolique *steppe ;* le tabétique vrai lance ses jambes follement, raides, il *talonne.* Le talonnage est un phénomène d'incoordination, le steppage est au contraire un acte bien coordonné pour remédier à la parésie des extenseurs.

Enfin, on ne note ni troubles pupillaires, ni paralysies oculaires, ni incoordinations. Ajoutons qu'il n'y a pas non plus de douleurs fulgurantes préataxiques. Cependant on a observé des douleurs intestinales violentes qui en seraient l'équivalent.

Tels sont, dans leurs grandes lignes, les symptômes si variés de l'intoxication alcoolique. Nous les retrouverons dans nos observations, mais associés à un autre phénomène dû, lui aussi, à l'alcool, et qui est le *prurigo*, symptôme nouveau surajouté aux premiers, et dont nous allons nous occuper dans le chapitre suivant.

(1) DIEULAFOY. *Loco citato.*

CHAPITRE IV

Prurit et Prurigo

Avant Willan, les mots *prurigo* et son synonyme *pruritus*, étaient employés indistinctement pour désigner toute affection cutanée accompagnée de *démangeaisons*. (1)

Willan (2), le premier, distingua le *prurit*, simple démangeaison sans lésion cutanée, du *prurigo*, qu'il définit ainsi : « une affection cutanée caractérisée par des papules plus volumineuses que celles du lichen, sans changement notable de couleur à la peau, développée le plus souvent dans le sens de l'extension, couronnées à leur sommet d'une petite croûte noirâtre de sang desséché, et s'accompagnant toujours d'un prurit très vif

(1) Lorry est le dernier auteur de la période antéwillanique chez qui l'on trouve cette confusion. (*Tractatus de morbis cutaneis*, Paris, 1777).

(2) Willan. Description and treatment of cutaneous diseases, 1798.

et quelquefois intolérable ». Et il rangea le prurigo ainsi défini dans le genre *papules*, entre le lichen et le strophulus.

Après Willan, cette définition du prurigo fut acceptée, jusqu'à ce que HEBRA (1) eût créé son type de *prurigo simplex, seu vulgaris mihi*, qui porte son nom. Il désignait d'autre part, sous le terme général de *pruritus cutaneus*, tous les autres prurigos, simples démangeaisons sans aucune efflorescence, où les exanthèmes ne sont que des lésions secondaires.

NEUMANN, AUSPITZ (2), BEHREND (3), KAPOSI (4), en Allemagne, TILBURY FOX (5), WILSON en Angleterre, DÜRHING (6) en Amérique, admirent l'entité du prurigo de Hebra ; mais, en France, HARDY, HILLAIRET, GAUCHER (7), BROCQ, BESNIER, DOYON, et avec eux toute l'école de Saint-Louis, contestent au prurigo de Hebra son individualité. Ils en admettent bien l'existence ; « mais quant à rayer d'un trait de plume la qualification

(1) HEBRA. Maladies de la peau. Trad. Doyon, 1869.

(2) AUSPITZ. Pathol. et thérap. générale des mal. de peau, trad. Doyon, 1887.

(3) BEHREND. Lehrbuch der Hautkrankheiten. Berlin, 1883.

(4) KAPOSI. Maladies de la peau. Trad. Besnier et Doyon.

(5) TILBURY FOX. Diseases of the skin. Londres, 1873.

(6) DÜHRING. Traité prat. des mal. de la peau. Trad. Barthelemy et Colson, 1883.

(7) GAUCHER. Traité théor. et prat. des maladies de la peau, 1885.

de prurigo de toutes les autres parties de la dermatologie, nous n'y saurions consentir ». (Besnier) (1).

Pour TOMMASOLI, le prurigo est une « dermatose d'origine interne, caractérisée par un prurit intense et par l'éruption contemporaine, ou presque contemporaine, de papules petites, séreuses, mais consistantes, lesquelles évoluent en peu de jours, se couvrent rapidement d'une petite croûte sanguine. Cette dermatose peut préférer les faces externes des membres ; elle est précédée ou accompagnée de pomphi d'urticaire ; elle est plus ou moins discrète dans ses éruptions, qui se répètent à intervalles sans trop se relier entre elles. Cours habituel à périodes de paroxysme et d'accalmie, lesquelles semblent être en rapport avec les saisons. »

BESNIER (2) s'élève contre cette prétention de faire du prurigo un genre dermatologique fermé, un peu plus large, mais aussi absolu que celui de Hebra. Pour lui, on ne peut faire de la séro-papule un type de lésion absolument distinct des autres efflorescences analogues ; de plus, dans aucun prurigo, il n'y a de lésion unique ; dans tous « multiformité et banalités éruptives s'installent à demeure et font partie du syndrome. Les prurigos peuvent être précédés, accompagnés ou suivis d'une série polymorphe et multiforme de lésions non spécifiques. »

(1) BESNIER. Rapport au IIIe Congrès international de derm. et syphil. de Londres, 1896.

(2) BESNIER. *Loco citato*.

Dans son Traité de Dermatologie, TENNESON (1) après avoir décrit le prurigo de Hebra, rapporte à deux groupes les dermatoses prurigineuses dans lesquelles les malades se grattent : dans le premier, il classe les prurits *avec lésions de grattage*, dans le second, les prurits *sans lésions*. Le prurigo rentrerait dans le premier genre.

Récemment, DUBREUILH (2) a adopté cette division. Selon lui, les prurits s'accompagnent généralement de lésions de grattage, qui varient suivant la violence et la durée du grattage, d'autre part suivant l'âge, la région et une série de conditions individuelles qui nous sont en général inconnues. Mais quelle que soit leur complexité, on peut ramener ces lésions à trois formes principales :

1° Les *prurigos proprement dits*, caractérisés par une éruption papuleuse ou papulo-vésiculeuse disséminée, plus fréquente dans la jeunesse et dans les prurits généralisés.

2° La *lichénisation* ou état inflammatoire chronique de la peau qui s'épaissit, devient dure et rugueuse. On l'observerait surtout dans les formes localisées ou chroniques, et chez les adultes.

3° L'*eczématisation* et les *diverses pyodermites*, moins typiques et à pathogénie moins déterminée.

Mais nous verrons plus loin que l'on ne peut faire de l'élément de prurigo une simple lésion de grattage. Pour que celui-ci produise la papule, il faut faire intervenir

(1) TENNESON. Traité clinique de Dermatologie, 1893.
(2) DUBREUILH. Précis de Dermatologie, 1899.

un autre facteur dont nous dirons le rôle dans la suite. Cela n'empêchera pas, du reste, le grattage de produire ses lésions habituelles, telles que la lichénisation, l'eczématisation, les infections secondaires, qui alors seront ou superposées ou consécutives à la papule.

Pour nous, nous adopterons la définition suivante de GASTOU : *le prurigo est une affection cutanée provoquée par un trouble fonctionnel, caractérisée par une lésion dermo-papillaire, dont l'élément primordial, essentiel et pathogénique est le prurit, et dont l'élément secondaire, contingent et symptomatique est la papulo-croûtelle, l'évolution naturelle de la papule conduisant par le fait du grattage et des infections microbiennes, à la lichénisation, à l'eczématisation et aux pyodermites.*

Les rapports du prurit et de la papule qui paraissent si logiques aujourd'hui, ont cependant fait l'objet de nombreuses discussions. Pour WILLAN, c'est le prurit qui précède la papule, tandis que pour HEBRA père, c'est tout le contraire. De même RIEHL (1) qui fait du prurigo une forme chronique de l'urticaire, soutient que les papules précèdent et provoquent le prurit, dû à l'irritation que l'exsudation exerce dans les papules sur les terminaisons nerveuses. Dans les cas de moyenne intensité, on ne trouverait, d'après lui, d'excoriations saignantes que sur les papules ; d'autre part, les papules ne seraient pas produites par le grattage, puisqu'on en

(1) RIEHL. Vierteljahresschrift für Dermat. und. Syphilis, 1884.

trouve sur les régions inaccessibles aux doigts des malades. Nous verrons bientôt que cet argument n'est pas suffisant, et qu'il faut admettre comme exactes les idées de Willan.

C'est l'avis de CAZENAVE, pour qui le prurit précède réellement la papule. C'est celui de HEBRA fils, d'AUSPITZ, d'EDWARD EHLERS. Pour BESNIER, le prurit est *antérieur* et *supérieur* aux lésions, et la papule n'en est ni l'origine, ni la cause ; et JACQUET a dit : « *ce n'est pas l'éruption qui est prurigineuse, c'est le prurit qui est éruptif* ».

Souvent les renseignements fournis par le malade ne permettent pas la vérification de ce fait ; mais quelquefois, il y a, entre le prurit et l'éruption, comme l'a fait remarquer BROCQ, un certain délai accusé par le malade lui-même. On en trouvera des exemples dans nos observations.

Cette antériorité du prurit est d'ailleurs *logique*. « Il faut moins de temps, en effet, à la manifestation d'une irritation centrale ou périphérique, qu'à la production d'une lésion telle que la papule séreuse ». Et BESNIER (1) de qui est cette phrase, ajoute plus loin : « le prurit survit souvent aux papules, les papules ne survivent jamais au prurit ». Enfin TENNESON et BESNIER n'ont-ils pas observé que l'occlusion supprime l'éruption, sans pour cela supprimer nécessairement le prurit ?

Il faut donc admettre que le prurit est antérieur à la papule.

(1) BESNIER. *Loco citato.*

Mais comment se fait le passage de l'une à l'autre? S'agit-il là d'une simple lésion de grattage, comme le veulent, nous l'avons vu, certains auteurs? Faut-il, avec Riehl (1), nier son intervention parce que l'on ne trouve pas de papules sur les régions inaccessibles aux doigts du malade?

Entre ces deux opinions extrêmes, il y a place pour une opinion moyenne, D'après Besnier (2), l'existence de la papule suppose deux choses : des *troubles internes*, et un *traumatisme*. Ce n'est qu'en temps que traumatisme qu'interviendra le grattage. Expliquons-nous.

« D'une part, quel qu'il soit, toxique, toxinique, élément propre produit dans le liquide sanguin ou dans les espaces lacunaires par des réactions secondaires provoquées ou autonomes, l'irritant actionne les foyers sensitifs de l'axe ou les extrémités périphériques, et crée avec le prurit des *troubles de circulation* et de *nutrition*, base essentielle et nécessaire des lésions éventuelles, primaires ou secondaires ». (Besnier).

D'autre part, le même auteur ajoute :

« Des expériences physiologiques et cliniques de Jacquet, il résulte qu'entre l'irritation première des centres ou de la périphérie, l'état de pertubation vitale intra-tégumentaire qui en résulte sous des formes et à des degrés très variés, et la production des lésions du

(1) Riehl. *Loco citato.*

(2) Besnier. *Loco citato.*

prurigo, il intervient un facteur sine-quà non, lequel est le *traumatisme.* »

Et c'est ici précisément que le grattage prend la place qui lui revient dans la pathogénie du prurigo ; mais c'est comme *trauma*, et au même titre, par exemple, que l'action de l'air, de la température, à côté desquels il faut placer, d'après BESNIER, les contacts divers, la pression normale des vêtements au cou, à la ceinture, aux parties externes des membres, au niveau des saillies osseuses physiologiques, sans oublier le décubitus.

Telle est l'action du grattage. Mais il ne faut pas oublier qu'à lui seul, sans l'hypertension périphérique, sans les troubles angio-nerveux, il ne saurait produire la lésion.

Réciproquement d'ailleurs, comme le fait encore remarquer BESNIER, « si l'action directe des conditions pathogènes produit dans la peau un état physio-pathologique, une perturbation sensitive et nutritive, et, pour les formes aiguës, une tension vasculaire plus ou moins élevée, elle ne réalise pas communément, à elle seule, ni d'emblée, de lésions de surface. » Il faut faire intervenir un autre facteur, le trauma, qui, le plus souvent, se présente sous la forme de *grattage.*

Nous connaissons maintenant la genèse de la papule. Il nous reste à la décrire. Nous ne saurions mieux faire pour cela, que de nous inspirer de la description qu'en a donnée BROCQ (1) dans son étude du *prurigo-simplex* et

(1) BROCQ. Le prurigo simplex et sa série morbide, in *Annales de Dermat. et de Syphil.*, 1894.

de sa série morbide : c'est une petite saillie congestive, rosée d'abord, pouvant devenir d'un rouge plus ou moins vif, nettement surélevée au-dessus du niveau du tégument et donnant au toucher la sensation d'une élevure solide. Ses limites sont plus ou moins nettes, un peu diffuses, et ses dimensions varient de celles d'une moyenne tête d'épingle à celles d'une grosse tête d'épingle, quelquefois à celles d'une petite lentille. Sa coloration varie du rose pâle au rouge plus ou moins vif. Au début, elle s'efface sous la pression du doigt ; plus tard, elle laisse une teinte un peu bistre. Dans quelques cas, on voit se produire au centre de petites extravasations sanguines purpuriques. Sa forme est celle d'un cône tronqué arrondi au sommet ; parfois aplatie, elle peut être hémisphérique, rarement acuminée. LELOIR et TAVERNIER (1) la comparaient à la saillie que l'on déterminerait en soulevant le derme du dedans en dehors au moyen d'une tête d'épingle.

Quand elle est jeune, on voit quelquefois à son sommet une légère teinte blanchâtre opaline, ou bien un peu jaunâtre, signalée par VIDAL (2). En perçant, on fait sourdre une toute petite quantité, on ne peut même pas dire une gouttelette, d'un liquide transparent. Mais dans la grande majorité des cas, il n'y a pas de vésicule, et on

(1) LELOIR et TAVERNIER. *Annales de Dermat. et de Syphil.*, 1889.

(2) VIDAL. Lichen, prurigo, strophulus. in *Annales de Dermat. et de Syphil.*, 1886.

ne voit ni teinte opaline, ni liquide. Par contre, on peut rencontrer des éléments qui sont de vraies papulo-vésicules, et deviennent, mais très rarement, des papulo-pustules.

Cela nous explique les aspects successifs de la papule à mesure qu'elle évolue.

Bientôt elle se recouvre en son centre d'une croûtelle adhérente, de la dimension d'une tête d'épingle, et de couleur variant du jaune-brun au brun-foncé.

Que devient cette croûtelle ? Si on l'enlève avec l'ongle, elle laisse une dépression rouge vif, humide, plus ou moins sanguinolente, si la papule est jeune, et moins marquée en même temps que d'un rouge moins intense, si la papule est ancienne. Quand la papule, au lieu d'être excoriée, se détache seule, elle laisse au-dessous d'elle une légère pigmentation brunâtre qui finit peu à peu par disparaître. La pigmentation peut d'ailleurs manquer; ajoutons que, dans le cas de grattage, elle peut être remplacée par des cicatricules nacrées.

Quant à la croûtelle, on l'a pendant longtemps attribuée au grattage, mais c'est à tort. Darier (1) a, en effet, démontré que la plaque jaunâtre qui couronne la papule n'est pas due à l'excoriation, puisque la couche cornée de l'épiderme passe intacte au-dessus d'elle. Il faut donc admettre avec Brocq (2) qu'elle est le résultat

(1) Darier. *Du prurigo*, in Bull. de la Société de Dermat. et Syph., 1893.

(2) Brocq. *Loco citato.*

de l'évolution naturelle de la papule, et la conséquence de la dessication de la pseudo-vésicule du sommet de la papule jeune.

Cela n'empêche pas d'ailleurs que certains éléments soient excoriés, et offrent à la vue une croûtelle noirâtre et sanguinolente, avec cicatrices consécutives.

Quelle est maintenant l'anatomie pathologique du prurigo ?

Pour HEBRA, la papule est une sorte de vésicule; pour KAPOSI elle a la même structure que l'eczéma papuleux. WEDL, NEUMANN en font le produit d'une exsudation dans le derme ; DERBY et GAY font jouer un rôle important aux follicules pileux, et pour AUSPITZ comme pour CASPARY (1), c'est le résultat d'une prolifération du corps de Malpighi.

Mais RIEHL (2) trouve que l'épiderme et le réseau de Malpighi sont intacts. Le réseau à larges mailles des couches supérieurs du derme est relâché, les vaisseaux sanguins et lymphatiques sont dilatés, avec, tout autour, infiltration de petites cellules. On trouve dans quelques papules des cellules migratrices irrégulières et souvent pigmentées, non-seulement dans les infiltrats, autour des vaisseaux, mais aussi entre les faisceaux fibreux du derme. Les glandes sébacées, sudoripares, les follicules pileux, les muscles lisses, le tissu graisseux, sont

(1) CASPARY. *Du prurigo*, in Vierteljahresschrift für Dermat. und Syph., 1884.

(2) RIEHL. *Loco citato.*

indemnes. Ce sont là, pour lui, les lésions de l'urticaire.

A l'examen de la peau épaissie d'un prurigo, il trouve des infiltrats inflammatoires dans les gaînes des nerfs périphériques. Le plus souvent les faisceaux sont entourés d'une enveloppe de petites cellules arrondies ; l'adventice et même le tissu conjonctif entre les fibres nerveuses, traversés de nombreux éléments cellulaires, sont épaissis. Et ces infiltrations expliquent, non-seulement les troubles de la sensibilité, mais encore les troubles de nutrition, des sécrétions sébacées et sudorales, etc...

Deux ans plus tard, VIDAL (1), reprenant l'étude de l'anatomie de la papule, trouve aussi que les vaisseaux des papilles, et ceux du réseau sous-papillaire sont dilatés et entourés de cellules jeunes en prolifération, qui tendent à se transformer en tissu conjonctif. Il se fait dans le corps papillaire une transsudation de plasma séreux et une migration de leucocytes, qui en augmentent le volume. Il remarque en outre que, dans les cas chroniques, tous les éléments de la peau s'hyperplasient : le réseau de Malpighi et les autres couches de l'épiderme s'épaississent ; il se fait un développement remarquable des cellules dentelées de Schultz, et les couches cornées desquament abondamment. Le tissu conjonctif prolifère et les fibres lisses augmentent de volume.

Pour Vidal, l'élément de prurigo est analogue à celui

(1) VIDAL. *Loco citato.*

de lichen ; il n'en diffère que par ses dimensions, les papules de prurigo étant plus grosses que celles du lichen.

Leloir et Tavernier (1), ayant fait des biopsies de papules non excoriées encore par le grattage, ont constaté dans l'intérieur du corps de Malpighi une cavité ronde ou un peu irrégulière, mais toujours constituée par une seule loge. Cette cavité leur paraît résulter de la destruction en masse des cellules d'un territoire malpighien plus ou moins étendu, mais il n'y a pas d'altérations individuelles des cellules, comme dans la vésiculation. Cette cavité tend, en s'agrandissant, à se rapprocher de la surface de l'épiderme, détruisant alors une partie de la couche granuleuse, mais respecte toujours la couche cornée. Ce n'est pas une phlyctène, car il n'y a pas le processus d'enlèvement caractéristique.

D'après eux, le début de formation de cette cavité paraît être en relation avec le conduit excréteur d'une glande sudoripare, à son passage dans le corps de Malpighi. Mais Darier (2) a montré depuis que la relation de la vésiculette avec un canal sudoripare est tout accidentelle.

Ils ont ensuite établi que la cavité dont il est question se développe par le haut, et est arrêtée par la couche cornée.

(1) Leloir et Tavernier. Anatomie pathol. du prurigo de Hebra in *Annales de Dermat. et de Syphil.*, 1889.

(2) Darier. Sur le prurigo simplex, in *Annales de Dermat. et de Syphil.* 1894.

Elle est remplie de cellules épithéliales, de quelques globules blancs, de détritus granuleux, et tend à se kératiniser latéralement et en bas, et se présente alors sous forme de kystes développés dans l'épiderme. Le derme, de son côté, présente des signes d'inflammation ou mieux d'hyperémie inflammatoire ; les vaisseaux sont dilatés et entourés de manchons de cellules lymphatiques, avec, çà et là, infiltration diffuse de cellules embryonnaires. Les nerfs sont sains.

Enfin, pour eux, la structure de l'élément de prurigo de Hebra, qu'ils viennent de décrire, diffère de celle du prurigo vrai, du prurigo parasitaire, par exemple.

Mais Darier (1), à qui l'on doit les plus récents, comme les plus complets travaux sur l'anatomie pathologique du prurigo, a bien établi que l'élément papuleux est partout *identique à lui-même,* et qu'il y a analogie parfaite de lésions entre le prurigo de Hebra, le prurigo simplex de Brocq et ses dérivés. Il a démontré de même que ces lésions sont bien différentes de celles du lichen chronique de Vidal, de l'eczéma papuleux, de la miliaire, avec lesquels il ne saurait donc être confondu.

D'après ces études, dont les résultats sont aujourd'hui admis par tous, la papule récente de prurigo est constituée :

1° Par un œdème inflammatoire aigu du corps papillaire et de l'épiderme, correspondant à l'aréole érythémateuse ou urticarienne de la papule centrale.

(1) Darier. *Loco citato.*

2° Au sommet de la papule se trouve une sorte de plaque lenticulaire formée de cellules épithéliales en dégénérescence colloïde, plaque apparaissant à l'examen clinique sous forme d'une tache jaunâtre. Cette plaque jaunâtre ne doit pas être prise pour une croûtelle due à l'excoriation.

3° Au-dessous, et secondairement à la dégénérescence en masse d'un groupe de cellules malpighiennes, se produisent une vésiculation active du corps muqueux de Malpighi, et, à sa base, un œdème inflammatoire plus ou moins étendu du corps papillaire. Cet œdème se traduit par une apparence urticarienne, qu'il ne faut prendre pour une lésion ni primitive, ni principale.

4° La vésicule une fois constituée est destinée à se dessécher, puis il y a exfoliation de l'épiderme malade. Ou bien elle est déchirée dans les manœuvres de grattage.

Prurit et papule, tels sont donc les éléments de tout prurigo. Comme le prurit, l'éruption peut être plus ou moins généralisée. Les papules peuvent être disséminées, offrant le type sparsus ; elles peuvent au contraire être assez denses sur certaines régions, et dans ce cas, d'après Brocq, il y aurait quelquefois tangence, mais jamais de confluence. De plus, l'éruption est diffuse ; elle peut atteindre toutes les parties du corps. Cependant la face, les paumes et les plantes sont presque toujours respectées. Aucune autre région n'est à l'abri de son atteinte ; mais si le cou, le tronc, le ventre, les fesses peuvent présenter des éléments papuleux, il est certain que ceux-ci ont une prédilection marquée pour les membres, tant supérieurs qu'inférieurs, particularité que nous avons notée dans nos observations.

Nous n'avons parlé jusqu'ici que des deux éléments du prurigo, que nous pourrions appeler *essentiels*. Il nous faut dire aussi quelques mots des lésions non spécifiques que l'on peut y rencontrer, et qui, étant secondaires, prennent toute l'importance de complications.

C'est d'abord la *lichénisation*, provoquée par un grattage incessant. La peau est épaissie, à surface rugueuse, avec épiderme écailleux, et donne à la main l'impression de rudesse et de sécheresse, avec une teinte plus ou moins brunâtre. Ce sont ensuite des productions nummulaires rappelant *l'eczéma nummulaire,* avec érythème, vésicules et croûtes. Il faut y joindre les *pyodermites* consécutives à l'inoculation superficielle, sur les lésions de grattage, des microbes de la suppuration. Elles sont variables comme forme et comme gravité, et donnent lieu aux lésions *impétigineuses* ou *ecthymateuses*. Il en résulte souvent que les ganglions lymphatiques des aisselles et surtout ceux de l'aine sont tuméfiés, durs, indolents, mobiles sous le doigt, constituant ce qu'on a appelé les « *bubons du prurigo.* »

A côté de ces manifestations secondaires locales, il ne faut pas oublier de mentionner les *troubles généraux* tels que l'*insomnie* consécutive à un prurit, surtout intense pendant la nuit ; il faut y joindre la perte d'appétit, l'amaigrissement, un état nerveux et psychique particuliers, conséquence d'un prurit incessant qui ne laisse nul repos au malade.

Quelle est maintenant l'étiologie du prurigo ? Il faut admettre, avec HARDY, que le prurigo est « très habituellement consécutif, et que sa présence doit faire penser à l'existence antérieure ou concomittante d'une autre affection. » Néanmoins il existe des prurigos *essentiels.* Tel le purigo de HEBRA, auquel il faut adjoindre ceux que BESNIER appelle *diathésiques*, vraies diathèses de prurit, qu'il faut séparer aussi bien du prurigo de Hebra que des prurigos dits secondaires.

BARJON (1) donne de ces derniers la classification suivante, basée sur leur origine externe ou interne :

O. externe	parasitisme	Acarus scabiei.
		Pediculus vestimenti.
		Phtirius inguinalis.
		Processionnaire.
	Irritants chimiques ou médicamenteux.	
O. interne	Ictère.	
	Diabète.	
	Intoxication gastrique.	
	Substances médicamenteuses.	

D'autre part, VIDAL (2) avait déjà signalé, parmi les causes occasionnelles du prurigo, les écarts de régime, les excès de café, de *boissons alcooliques*, ou les contacts irritants chez les boulangers, cuisiniers, épiciers, blan-

(1) BARJON. Prurigo et Prurit. *Thèse* de Paris, 1891.

(2) VIDAL. Lichen, prurigo, strophulus, 1886.

chisseuses, maçons, ouvriers d'usines, ou encore les parasites et surtout l'ictère.

Besnier, dans le rapport dont nous avons parlé, a donné des prurigos secondaires la classification étiologique que voici :

- de cause
  - Externe. Venin des sarcoptes.
  - Interne
    - Toxidermies communes : ex. : arsenic.
    - Hématotoxidermies
      - Ictère.
      - Glycémie
      - Insuffisance hépatique ou rénale.
    - Fermentations bactério-alimentaires.
    - Prurigos auto-infectieux
      - Grossesse.
      - Fièvres éruptives.
      - Suppurations.
    - Prurigo autotoxique des vieillards.
    - Auto-intoxications dues aux
      - Diathèses.
      - Prédispositions.

Telle est, d'après les plus récents travaux, l'étiologie du prurigo secondaire.

Si nous passons à sa pathogénie, nous voyons que les auteurs ne sont pas d'accord sur cette question. Nous ne citons que pour mémoire l'opinion d'Auspitz (1) qui faisait du prurigo une double névrose de la sensibilité et de la motilité, et attribuait la papule à une contraction tétanique des muscles érecteurs des poils.

(1) Auspitz. *Loco citato.*

Barjon (1) qui, d'après Tenneson, distingue les prurits en prurits avec ou sans lésions de grattage, et donne aux premiers le nom de *prurigo*, s'est borné à faire la pathogénie du prurit. Pour lui, il est dû à l'irritation des papilles nerveuses par des substances diverses, ou bien peut-être à une action réflexe. A l'irritation mécanique reviendraient les prurits de l'urémie, de l'ictère, du diabète, des intoxications soit par les virus, les ptomaïnes, soit par les substances médicamenteuses et l'*alcool*. De l'action réflexe dépendraient les prurits par troubles de nutrition, comme dans l'anémie, la cachexie, la sénilité, les prurits par lésions du système nerveux central, comme dans l'embolie cérébrale, et enfin les prurits par affections de voisinage, que l'on rencontre dans les maladies du tube digestif ou des organes génitaux, dans la carcinose de l'utérus; et les lésions même bénignes de l'utérus, telles que la fibromatose, seraient d'après Besnier et Doyon, responsables des prurits anal et vulvaire.

Aujourd'hui, on admet que les poisons, quels qu'ils soient, toxiques ou autotoxiques, n'agissent pas par eux-mêmes, mais en troublant la circulation, le fonctionnement des tissus, en altérant le système nerveux. Mais ici une difficulté se présente : l'auto-intoxication agit-elle sur les centres nerveux ou bien sur le système nerveux périphérique? D'origine centrale est probablement le prurit d'origine psychique ou lié à de grandes maladies du sys-

(1) Barjon. *Loco citato.*

tème nerveux central, ou à une embolie cérébrale, comme Kœbner (1) en rapporte un cas remarquable. D'origine périphérique est à coup sûr une certaine classe de prurits, tel que celui de la *processionnaire* du pin maritime, bien observé par Lalesque (2) à Arcachon. Pour les autres prurits, il est bien difficile de se prononcer, et de dire qui a raison, des périphéristes ou des centralistes.

Actuellement, on tend à en faire la manifestation de névrites périphériques, et on les comprend sous le nom générique de *toxidermies* ou *toxidermites*. Brocq (3) a créé le mot assez juste de *névrodermite par intoxication ou auto-intoxication*.

Besnier (4) a repris la question au Congrès de Londres. Pour lui, la part du système nerveux dans la pathogénie du prurigo est incontestable ; mais s'agit-il d'une névrose, d'une névrite périphérique, de lésions axiales, de névrodermite ou de névrodermie ? L'origine en est-elle centrale ou périphérique? Il examine la théorie angio-nerveuse, où la vaso-dilatation et la sécrétion capillaire ne peuvent servir à définir l'élément primitif, qui est la cause du trouble angio-nerveux; celui-ci, qui détermine le symptôme *prurit* et les lésions intra-tégumentaires, est en réalité inconnu.

D'autre part, il y a incontestablement une adultération

(1) Kœbner. Berliner Klin. Wochenschrift, 1885.
(2) Lalesque. Journal de médecine de Bordeaux, 1898.
(3) Brocq. *Loco citato*.
(4) Besnier. Congrès de Londres, 1896.

du sang, de la lymphe et des liquides intercellulaires. Les agents toxiques ou auto-toxiniques auxquels on la rapporte, en sont bien les agents provocateurs, mais ils n'en sont pas les efficients directs, simplement véhiculés par les liquides sanguins ou lymphatiques. C'est ainsi qu'il faut regarder comme peu probable l'action immédiate des éléments biliaire, glycosique, uréique, dans les prurigos de la cholémie, de la glycémie et de l'urémie.

Et BESNIER conclut à l'existence de *lésions nerveuses axiales*, comme cause première de ces affections qu'il désigne sous le nom de *toxidermies ou toxinidermies.*

Il est donc logique d'appeler *toxiques* ou *autotoxiques* les prurigos dus soit à une *intoxication* soit à une *auto-intoxication.* C'est dans le premier groupe que, comme nous allons le voir, nous devrons faire rentrer le *prurigo anesthésique des éthyliques*

A priori, en effet, on doit admettre que l'alcool peut créer de toutes pièces les deux éléments du prurigo, à savoir le prurit et la papule. L'alcool est un poison, nous l'avons dit dans un chapitre précédent, auquel des éléments étrangers apportent une toxicité nouvelle; nous avons vu ses effets généraux sur l'organisme, en passant rapidement sur les troubles cutanés. Nous allons y revenir un peu plus longuement,

Et tout d'abord, il faut reconnaître que l'action congestive de l'alcool sur la peau, jointe aux troubles de circulation et de nutrition que nous avons signalés à propos de l'alcool, remplissent toutes les conditions que nous avons vues être nécessaires à l'existence de la papule. Cette congestion avait déjà frappé VIDAL, comme le rapporte JANIN dans sa thèse déjà citée.

Quant au prurit, de cause éthylique, il est connu depuis longtemps. Faut-il rappeler que QUINQUAUD, VIDAL l'avaient déjà remarqué, et aujourd'hui n'est-il pas admis par tous les dermatologistes?

L'alcoolisme est donc une cause fréquente de prurit. Mais quel est le mécanisme de son action ?

« Agit-il, se demande BARJON (1), par les troubles qu'il amène dans les fonctions du foie ? Ou bien le prurit est-il une manifestation cutanée réfléchie des désordres occasionnés par la présence de l'alcool dans les cellules nerveuses ? » Et il conclut à un prurit de *cause irritative mécanique.*

Or, peut-on invoquer l'élimination en nature du toxique? Nous avons vu que, d'après les expériences de BINZ, sur 100 parties d'alcool ingéré, il s'en élimine en nature 14 centièmes par la peau. Il en résulte évidemment, là comme ailleurs, une hyperactivité circulatoire, une irritation certaine, qui n'est pas négligeable.

Du même ordre, mais alors indirect, serait le rôle de l'alcool par l'intermédiaire de l'acide urique, et nous devons ici rappeler une théorie ingénieuse que GIGOT-SUARD avait appliquée à l'herpétisme (2).

On admet que dans l'alcoolisme il y a, en même temps

(1) BARJON. *Thèse* de Paris,

(2) GIGOT-SUARD. *L'herpétisme,* Paris, 1870.

que diminution de l'urée et des sels fixes, une augmentation de l'acide urique. Or la peau, en dehors de son rôle protecteur, a deux autres fonctions, qui sont l'excrétion et la sensibilité. Elle est, par son système glandulaire, un des organes chargés de conduire au dehors les produits de désassimilation. Parmi ceux-ci se trouve l'acide urique : il s'élimine par les reins et par les glandes sudoripares. A l'état sain, le rôle d'élimination qui revient à la peau est minime, par rapport à celui du rein.

Mais le rein vient-il à être touché, comme il arrive dans l'intoxication alcoolique ? Alors les produits de désassimilation n'ont plus d'autre voie de sortie que l'émonctoire cutané, qui doit alors suppléer dans une certaine mesure à l'insuffisance rénale. Si nous ajoutons que la quantité d'acide urique est en même temps accrue, on se rend facilement compte qu'il y a par la peau *une élimination notable d'acide urique.*

Or, et c'est ici qu'interviennent les expériences de Gigot-Suard, l'auteur, en administrant à des chiens des quantités déterminées d'acide urique, provoque ainsi, au bout d'un temps variant de une à plusieurs semaines, des *éruptions* squameuses, vésiculeuses ou pustuleuses, et dans le cas où l'éruption manque, il détermine chez l'animal en expérience, *un prurit intense.* De plus, il a retrouvé l'acide urique dans les produits tant physiologiques que pathologiques de la peau. Il en a conclu que les éruptions dans ce cas étaient dues à la rétention de l'acide urique dans le sang, puis à son élimination par la peau, amenant ainsi l'excrétion surabondante et anormale par la peau d'une substance irritante pour elle.

Les mêmes expériences, faites sur des herbivores, n'ont donné aucun résultat.

Cette théorie originale méritait d'être citée.

Faut-il admettre que l'alcool agit par l'intermédiaire des reins qu'il irrite, ou du foie qu'il sclérose, en créant l'insuffisance rénale ou hépatique, en même temps qu'il entrave les fonctions digestives et les sécrétions intestinales ? Ces deux déviations fonctionnelles agissent dans le même sens : les unes amènent une production exagérée des toxines, des fermentations anormales qui les créent, en même temps que les autres entravent leur élimination ou leur destruction.

Cette action est certes évidente ; c'est elle qu'il faut invoquer dans les prurigos auto-toxiques, et de l'auto-intoxication il est facile, par les commémoratifs et la symptomatologie, de remonter à l'intoxication qui en est le point de départ.

Pour ce qui est du *prurigo anesthésique alcoolique*, sa pathogénie traverserait, d'après Gastou, les trois phases suivantes :

Première période : ingestion de l'agent toxique. — Influence de l'état de santé antérieur, de l'hérédité, des professions.

Deuxième période : action du toxique sur les viscères : foie, rein. — Troubles consécutifs d'élimination dans le foie, le rein, nécessitant souvent, pour être perçus, l'examen des urines (1), du suc gastrique et du sang. — Elimination cutanée anormale et suppléant à l'insuffisance des émonctoires ordinaires, entraînant l'altération du derme dans tous ses éléments : vaisseaux, lymphatiques, et nerfs.

Troisième période : le prurigo traduit la lésion dermo-papillaire et les altérations vasculaires et nerveuses. L'anesthésie est en rapport avec les désordres fonctionnels ou anatomiques des nerfs sensitifs généraux.

Nous sommes donc en droit d'invoquer les troubles nerveux périphériques, que nous avons déjà décrits.

Ce sont eux qui *au prurit* superposent *l'anesthésie* ; d'après ce que nous avons dit, il ne faudra pas s'attendre à la trouver seulement chez les buveurs de vins ou de spiritueux, mais encore chez les absinthiques, et en général, comme l'a bien dit GASTOU, chez les *buveurs d'essences*.

Nous aurons ainsi un type tout à fait spécial de *prurigo avec anesthésie*, dont nous allons, après avoir montré son existence logique, apporter quelques preuves cliniques.

(1) Si l'on veut bien se reporter à notre tableau de la page 114, on remarquera que, chez *tous* nos malades, nous avons trouvé des pigments biliaires anormaux, mais à des degrés très variables.

CHAPITRE V

Observations.

Il nous serait difficile de trouver, dans la littérature médicale, des observations de *prurigo anesthésique chez les alcooliques*, antérieures à celles qui ont fait, de la part de M. Gastou, l'objet de sa communication à la Société de dermatologie, que nous avons rapportée tout au long au début de ce travail.

Mais nous avons pu trouver dans la thèse de Janin deux observations de prurigo chez des alcooliques, que nous rapporterons à titre de simple document. L'auteur ne nous dit absolument rien, ni de la nature des boissons ingérées, ni des troubles d'éthylisme chronique qu'il aurait été intéressant de connaître. Nous n'y chercherons pas, et pour cause, d'indications sur les réactions sensitives des malades observés. L'étiologie bien nette, seule, nous intéressera.

Observation I.

(In *thèse* de Janin).

K... Emile, 28 ans, confiseur, entre le 31 mars 1881 dans le service de M. Vidal, salle Saint-Jean, nº 55.

L'affection remonte à 5 jours.

Le malade, qui est sujet aux douleurs rhumatismales, raconte que dimanche, après-midi, il est allé rendre visite à un de ses amis qui venait d'établir un commerce de vins. Il but abondamment à la prospérité du nouvel établissement, si bien que le soir il commença à ressentir des démangeaisons qui lui firent croire qu'il était atteint de gale.

Lors de son entrée, il présente sur tout le corps, et en particulier sur les parties génitales, de nombreuses papules de prurigo, dont la plupart sont écorchées par le grattage.

Les démangeaisons sont très vives. Aucune trace de gale.

L'observation suivante est un peu plus complète ; on y trouvera une remarque intéressante de Vidal, à laquelle nous avons déjà fait allusion.

Observation II.

(In *thèse* de Janin).

A... Louis, 31 ans, chauffeur, entre le 14 avril 1881 dans le service de M. Vidal, salle Saint-Jean, nº 37.

C'est la troisième fois depuis trois ans que le malade entre à l'hôpital pour la même maladie, qui guérit assez rapidement, mais ne tarde pas à reparaître après les excès de boissons auxquels il a l'habitude de se livrer et dont il est cependant le premier à reconnaître la funeste influence.

La vue seule de l'éruption, ainsi que M. Vidal le fait remarquer à sa visite, suffit à révéler les habitudes alcooliques du malade. En effet, les papules qui sont généralisées sur tout le corps, mais qui occupent surtout la face, la poitrine et la partie antérieure des cuisses, sont entourées d'une auréole rouge foncé, presque bleuâtre, tout à fait caractéristique.

Les démangeaisons sont très vives ; aussi remarque-t-on des traces nombreuses de grattage.

Cette « auréole presque bleuâtre » est à rapprocher de la gouttelette de sang noirâtre que Gastou fait sourdre par une piqûre à la peau du malade. Elle indique, comme il faut s'y attendre, une forte congestion de la peau.

C'est ici que devraient prendre place la communication que nous avons relatée plus haut, (1) ainsi que les faits sur lesquels elle s'appuie, et que l'auteur doit publier un jour.

Nous allons maintenant rapporter nos observations personnelles recueillies aux consultations de l'Hôpital Saint-Louis. Grâce à l'obligeance de M. Gastou, qui nous avait permis l'accès de son laboratoire, nous avons pu les compléter par des analyses d'urine, que l'on trouvera réunies en un tableau d'ensemble à la fin de ce chapitre.

(1) Cf. page 15.

Observation III.

(Personnelle).

Léon P..., 39 ans, employé à la Compagnie du gaz. Se présente le 9 février 1900 à la consultation de Saint-Louis.

Ses antécédents héréditaires ne nous apprennent rien de particulier. Dans les antécédents personnels, nous trouvons à 13 ans une fièvre typhoïde, et à 21 ans, alors que le malade était au régiment, plusieurs poussées d'urticaire. Enfin l'année dernière, il est allé consulter à Boucicaut pour la même affection qui l'amène à Saint-Louis, et qui a cédé à des onctions avec la pommade à l'oxyde de zinc, et aux bains d'amidon.

Actuellement, le malade vient consulter pour une poussée nouvelle, qui daterait de quatre mois.

L'éruption présente un mélange de petits et de gros éléments de prurigo, avec croûtelles sanguines. On en rencontre sur les cuisses à leur partie antérieure et externe, sur le ventre surtout au niveau de la ceinture, et sur les membres supérieurs, surtout au niveau du coude. Les traces nombreuses de grattage ressemblent tout à fait à la phtiriase. Nous remarquons en certaines régions, particulièrement aux avant-bras et aux cuisses, des placards d'eczématisation.

L'éruption s'accompagne d'un prurit intense, continu, harcelant le malade nuit et jour, mais particulièrement intense pendant la nuit. Le malade en fait coïncider le début avec celui de l'éruption.

On remarque en même temps une anesthésie des territoires atteints. On peut traverser la peau du malade avec une épingle, sur les avant-bras et les cuisses, sans qu'il accuse la moindre douleur. Cette anesthésie est absolument symétrique. Mais le malade sent bien qu'on le touche.

M. Baudoin (1) qui l'a examiné à la consultation, n'a trouvé ni gale, ni phtiriase. D'autre part, nous n'avons trouvé ni sucre, ni albumine dans les urines, et les pigments biliaires anormaux sont en très petite quantité. La densité des urines est de 1025. Nous avons trouvé le taux de l'urée un peu augmenté, ainsi que celui des chlorures.

Nous dirigeons notre interrogatoire vers l'alcool.

Nous remarquons de suite que le malade a l'air abruti, hébété, particulier aux éthyliques. Il a un embarras prononcé de la parole ; le matin, il a la bouche empâtée et la voix enrouée. Il n'accuse pas de pituites matutinales, cependant après ses « bombes » il a d'abondants vomissements glaireux en se réveillant. L'appétit génital est diminué. Le tremblement alcoolique des doigts est très net.

Les réflexes rotuliens sont plutôt exagérés, et les pupilles réagissent normalement. Le malade n'a pas de rêves ni de cauchemars caractéristiques ; il est à remarquer aussi qu'il n'a jamais eu d'accès de delirium.

Les habitudes alcooliques sont ici indéniables ; le malade les avoue sans difficulté : il s'est mis à boire vers 19 ans, et a vite délaissé le vin et les amers pour l'absinthe, dont il fait une consommation journalière assez considérable. Voici en effet, d'après ses renseignements, son bilan de chaque jour : un litre de vin aux repas, avec café et pousse-café, quelques petits verres dans la journée, et en moyenne 5 ou 6 absinthes. C'est donc bien franchement un absinthique.

(1) Nous adressons ici tous nos remercîments à M. le Dr Baudoin, assistant de Consultation, pour l'intérêt qu'il a bien voulu nous témoigner à plusieurs reprises.

Observation IV.

(Personnelle).

Élisa B..., 49 ans, ménagère. Se présente le 10 février 1900 à la consultation de Saint-Louis.

Ses antécédents héréditaires sont insignifiants pour nous. Ses antécédents personnels nous apprennent qu'elle a perdu trois enfants en bas âge, et qu'il lui reste une fille, aujourd'hui mariée et sans enfants, qui a toujours, dit la mère, été très nerveuse.

Elle vient consulter pour une éruption prurigineuse qui a débuté il y a 3 mois et 1/2 par les mains, puis a gagné successivement les bras, le tronc et les membres inférieurs.

Actuellement l'éruption est presque généralisée.

Elle occupe le tronc en avant, au niveau du sternum et le ventre au-dessous de l'ombilic sur la ligne médiane, en arrière le niveau de la ceinture et la partie interscapulaire.

Aux bras elle est symétrique, affecte surtout la face externe du bras, le pli de flexion et tout l'avant-bras.

La face dorsale des mains est envahie.

Aux membres inférieurs, l'éruption a envahi les hanches, le pourtour du genou, la partie antérieure de la jambe et le cou-de-pied.

Il s'agit là, comme le fait remarquer M. Gastou, d'un prurigo généralisé. En dehors des éléments ordinaires papuleux que l'on rencontre un peu partout, il faut noter une eczématisation prononcée de la face dorsale des mains et du poignet, et du pli de flexion des genoux. Sur les bras et sur les hanches on remarque une lichénification assez avancée. D'autre part, les traces de grattage sont nombreuses. Signalons enfin, au niveau des deltoïdes, des macules brunâtres de la dimension d'une tête d'épingle à une lentille, traces d'éléments anciens.

Il existe en même temps un prurit intense, incessant, mais

accusé surtout pendant la nuit. La malade ne peut dire s'il a ou non, précédé l'éruption.

L'anesthésie est facile à décéler aux membres supérieurs, où elle est symétrique et en placards, ainsi qu'aux membres inférieurs et aux autres régions atteintes. Remarquons que les hypocondres droit et gauche, la région postérieure et interne de la cuisse ont une esthésie normale.

M. Gastou a éliminé la gale et la phtiriase. Nous n'avons pu faire l'analyse des urines (1), mais nous n'avons trouvé aucun symptôme d'albuminurie, ni d'ictère, ni de glycosurie. Nous avons cherché s'il ne fallait pas mettre en cause l'hystérie ; mais nous n'en avons trouvé aucun stigmate nous permettant de l'affirmer : le réflexe rotulien est exagéré, le réflexe pharyngien est normal ; les pupilles réagissent bien ; il n'y a pas de rétrécissement du champ visuel ; avec cela, rien dans les antécédents de la malade.

Si nous cherchons l'éthylisme, nous ne trouvons pas grand chose : quelques pituites espacées, quelques cauchemars, sans zoopsie, non caractéristiques ; mais elle voit souvent des mouches volantes. Pas de tremblement des doigts.

L'éthylisme n'est pas avoué ; il est très difficile à découvrir ; cependant on est en droit de le soupçonner d'après son interrogatoire : c'est ainsi que, depuis quelques années, elle boit régulièrement le matin un petit verre de quinquina préparé par son mari, « un grand ivrogne », dit-elle. Ils s'offrent de temps en temps, à la maison, un petit verre de Cognac, et quand elle sort avec lui, elle prend quelquefois, « oh ! pas souvent », une petite absinthe. Il faut ajouter qu'elle boit du vin régulièrement à ses repas, et qu'elle tient la clef de la cave pour la protéger contre son mari.

Tout cela nous porte à conclure à une intoxication alcoolique. Ajoutons qu'il peut y avoir chez cette malade, une idiosyncra-

(1) La malade, à qui l'on avait dit d'apporter de ses urines, n'est pas revenue.

sie, une susceptibilité particulière pour le toxique, et que, d'autre part, la malade nous a probablement caché une partie de la vérité.

Observation V.

(Personnelle).

Victor H..., 32 ans, chaudronnier. Se présente le 10 février 1900 à la consultation de Saint-Louis.

Nous ne remarquons rien de spécial dans ses antécédents héréditaires. Ses antécédents personnels nous apprennent qu'il y a 4 ans il a été soigné pour un embarras gastrique d'origine éthylique. Au mois d'avril dernier, il a eu une impotence de la main droite qui a duré trois semaines; il se rappelle que sa main pendait inerte, et c'est tout. S'agit-il d'un phénomène imputable à l'alcool ? Les renseignements trop vagues que nous donne le malade, ne nous en permettent que l'hypothèse ; d'ailleurs, il n'en reste plus trace, et le malade serre également fort des deux mains.

Il vient consulter aujourd'hui pour une affection prurigineuse qui le tourmente depuis quelques jours seulement, avec exacerbation le soir, quand il est au lit.

Les éléments papuleux sont rares, discrets. On en trouve au bras, aux avant-bras, à la partie interne des cuisses, aux mollets. Quelques-uns sont excoriés et recouverts de la croûtelle noirâtre typique. Avec cela il faut noter quelques traces de grattage, qui pourraient faire penser à la phtiriase.

Ici le prurit est nettement antérieur à l'éruption qui paraît être à son début.

L'anesthésie est caractéristique aux membres supérieurs et inférieurs, où elle est symétrique et en placards.

M. Gastou, qui a fait le diagnostic à la consultation, nous fait remarquer qu'en perçant la peau avec une épingle, il fait sourdre la gouttelette de sang noir qu'il a signalée. Il élimine de suite la gale et la phtiriase. D'autre part, nous n'avons trouvé dans les urines ni sucre, ni albumine, et seulement des traces de pigments biliaires anormaux. L'urée est un peu augmentée, les chlorures aussi ; il en est de même du taux des matières solides, et pour la densité nous avons trouvé 1022.

Le malade présente bien les petits signes de l'éthylisme : il a, avec la pituite matutinale, une diminution notable de l'appétit. Il dort peu ; son sommeil est agité de rêves fréquents, mais non terrifiants. Le réflexe pharyngien est normal, le réflexe rotulien plutôt exagéré ; mais le réflexe pupillaire est paresseux. Le malade accuse des crampes dans les mollets et des fourmillements quand il est au lit. Il a de plus, de temps en temps, des crampes dans les doigts avec contractures. Ses doigts, dit-il, montent alors les uns sur les autres, s'enchevêtrent, et il les prend un par un pour les remettre dans leur position normale ; et ce phénomène est particulier à la main droite, touchée antérieurement, comme nous l'avons dit.

D'autre part, le tremblement des doigts est très accentué ; il n'y a pas d'embarras de la parole et l'appétit génital est conservé. Enfin le malade accuse une cryesthésie générale.

L'éthylisme est avoué sans aucune difficulté, au contraire. C'est un absinthique. Sans parler d'un à deux litres de vin aux repas et de quelques petits verres dans le courant de la journée, il prend en moyenne 5 absinthes par jour, quelquefois plus, quand il prend « ses cuites ». Mais il a un dégoût prononcé pour tout apéritif qui n'est pas de l'absinthe.

Il est à remarquer, que, comme le malade qui fait l'objet de notre observation III, et qui lui aussi est un absinthique, il n'a jamais eu de delirium, malgré les fortes doses de toxique qu'il absorbe. Il s'agit, ici encore, d'une intoxication lente et profonde, il n'est jamais « saoul », il est seulement « très rigolard ». Et c'est l'impression que laisse son interrogatoire.

Observation VI.

(Personnelle).

Pierre C., 35 ans, terrassier. Se présente le 10 février 1900, à la consultation de Saint-Louis.

Ses antécédents héréditaires et personnels ne nous apprennent rien de particulier.

Le malade vient consulter pour une éruption prurigineuse qui actuellement évolue sur les membres inférieurs, mais qui a existé antérieurement aux membres supérieurs et sur le tronc, et pour laquelle il a été soigné à Bichat, il y a deux semaines, par la pommade à l'oxyde de zinc et les bains amidonnés. On remarque du reste en ces régions des macules de dimensions diverses, les plus grandes de la dimension d'une lentille, de couleur jaune brun plus ou moins foncé, et nombreuses surtout à la région deltoïdienne, dans le dos et sur les fesses. La partie antérieure du thorax est indemne, de même que le ventre. On trouve toutefois quelques macules au niveau de la ceinture.

Sous l'influence du traitement — le malade a encore pris un bain d'amidon il y a deux jours — l'éruption s'est donc calmée en partie ; mais aujourd'hui, elle est en pleine évolution aux membres inférieurs, à la partie externe des cuisses, tout autour des genoux et aux jambes, sur les mollets principalement. On trouve sur ces parties des éléments papuleux de dimensions variées, avec croûtelles sanguines, et lésions de grattage avec éléments croûteux et ulcérés. Il faut remarquer en outre que la peau des cuisses est épaisse et rugueuse.

Le prurit est continu, avec redoublement d'intensité pendant la nuit. Il a persisté dans les parties où l'éruption a disparu ; il est généralisé.

L'anesthésie est nette, symétrique et en placards sur les avant-bras, les bras, le thorax postérieur, le scapulum, la ceinture. Elle est non moins nette aux cuisses et aux jambes.

M. Gastou, qui a vu le malade à la consultation, porte le diagnostic de prurigo, et ne trouve ni gale, ni phtiriase. L'examen des urines ne nous donne ni sucre, ni albumine, il y a une très petite quantité de pigments biliaires anormaux.

Nous cherchons l'éthylisme. Il existe un léger tremblement des doigts très difficile à mettre en évidence. Mais nous ne trouvons ni troubles gastriques, ni troubles nerveux. L'appétit, loin d'être diminué, serait plutôt augmenté, ce qu'explique l'énorme déperdition en matériaux solides, qui atteignent le chiffre de 74 gr. 56.

Nous ne sommes pas étonnés par conséquent de trouver une densité des urines égale à 1032, donc bien supérieure à la normale. L'urée atteint le chiffre de 30 gr. 383 ; le taux des chlorures est presque doublé ; quant aux phosphates, nous trouvons 3,165 au lieu de 1,90, chiffre moyen normal (1).

Le malade dormait bien avant son éruption ; il n'a jamais eu de pituites, et n'a jamais ressenti ni crampes ni fourmillements. Il ne présente pas le moindre trouble oculaire, et ses reflexes sont normaux. Nous notons seulement une diminution frappante de l'appétit génital.

Le malade nie toute habitude alcoolique.

Cependant, en insistant, nous apprenons que, s'il prend rarement de l'absinthe, il a un faible pour le goudron-citron. Il en prend quelquefois 4 par jour. Ajoutons qu'il boit un litre de vin à ses repas. Nous apprenons enfin qu'il lui en faut beaucoup pour le déséquilibrer, et que cela lui arrive rarement.

Nous n'hésitons pas à mettre en cause l'alcoolisme, et ici l'agent principal d'intoxication serait le « goudron-citron », qui rentrerait donc dans le groupe des essences.

A ce malade avaient été ordonnés : l'abstention d'alcool, les bains d'amidon, la pommade à l'oxyde de zinc

(1) Nous rappelons que Foster a constaté cette augmentation des phosphates expérimentalement. Cf. suprà, page 36.

pour les parties prurigineuses, et la pommade au turbith à appliquer sur les lésions de grattage. Nous l'avons revu 8 jours après. L'éruption a totalement disparu ; les ulcérations du mollet sont cicatricées. Le siège de l'ancienne éruption offre des macules pigmentées ; le malade a encore du prurit, mais beaucoup moins intense, M. Gastou lui ordonne des douches tièdes et du glycérolé d'amidon.

Dans l'observation suivante, nous allons voir l'éthylisme agissant sur un terrain prédisposé doublement par l'hérédité et la profession.

Observation VII.

(Personnelle).

Caroline B..., 43 ans, cuisinière. Se présente le 12 février 1900 à la consultation de Saint-Louis.

Ses antécédents héréditaires nous apprennent que son père, mort de pneumonie, était un grand buveur. Dans ses antécédents personnels, nous ne trouvons rien à signaler.

Elle vient consulter à Saint-Louis pour une affection prurigineuse qui date de 15 jours.

Depuis 15 jours, elle est tourmentée par un prurit généralisé, qui, bien atténué dans la journée, redouble d'intensité pendant la nuit et l'empêche de dormir. D'après elle, ce n'est que 8 jours plus tard que l'éruption a débuté, par le bras ; puis elle a envahi les jambes et enfin le tronc.

Aujourd'hui, on trouve quelques éléments discrets de prurigo avec croûtelles sanguines, sur la poitrine, un peu plus nombreux au bas-ventre, et en arrière au niveau de la ceinture et sur les fesses.

Le scapulum en arrière, les bras en avant, en dedans, et en dehors, l'avant bras dans toute sa circonférence, la face antérieure du poignet, présentent des éléments plus ou moins disséminés, mais plus denses au pli de flexion, où on remarque une lichénification bien accentuée.

Aux membres inférieurs, la partie antérieure des cuisses surtout, leur partie postérieure un peu moins, sont recouvertes de quelques papules excoriées, que l'on retrouve, mais plus discrètes, à la partie antérieure des jambes.

Toutes les parties atteintes présentent, en outre, les traces de grattage qui pourraient faire penser à la phtiriase.

Il y a en même temps une anesthésie bien accusée des parties intéressées par l'éruption. On peut traverser avec une épingle un pli fait à la peau, sans que la malade accuse la moindre douleur.

M. Baudouin, qui l'a examinée à la consultation, n'a trouvé ni gale, ni phtiriase. Nous n'avons trouvé ni sucre ni albumine dans les urines, et seulement des traces de pigments biliaires anormaux.

L'éthylisme n'est pas difficile à mettre en évidence. La malade n'a pas d'appétit; le matin elle rend des glaires, a des « haut-le-cœur »; avant que son sommeil ne soit troublé par le prurit, il était entrecoupé de rêves terrifiants, sans zoopsie. La nuit, elle ressent des crampes dans les jambes et quelquefois des fourmillements.

Elle accuse une amblyopie de plus en plus accentuée, mais sans rétrécissement du champ visuel. Le tremblement des doigts, les bras étendus, est très-accentué. Le matin, en se levant, elle a du tremblement de tous les membres.

Elle est, de plus, d'une émotivité exagérée, ainsi que nous pouvons le constater en l'interrogeant. Enfin les réflexes rotulien et pharyngien sont normaux.

L'analyse des urines nous montre en même temps qu'une densité normale, une diminution du taux de l'urée et des phosphates. L'urine est émise trouble et renferme du mucus en abondance.

Nous avons pu nous rendre compte, dans ce cas où l'alcoolisme est si nettement symptomatisé, de la difficulté que l'on éprouve à obtenir des aveux. C'est en y mettant beaucoup de patience que nous avons appris que la malade ne boit qu'un litre de vin tous les deux jours, mais aussi qu'elle s'offre chaque matin, en se levant, un petit verre de cognac pour « chasser ses aigreurs ». Elle aime le café et le thé, mais additionné d'un peu de rhum. Enfin, en la pressant un peu, nous avons appris qu'elle allait de temps en temps chercher pour 6 ou 8 sous d'absinthe dans une petite bouteille pour prendre son apéritif « avec ses amies, en famille ».

Nous ajouterons, pour la caractériser, qu'elle sortait de prendre un verre de cognac avant la consultation, pour « se donner du courage ».

Nous avons donc affaire à une buveuse d'absinthe et de spiritueux. Il s'agit de la même intoxication que dans les cas précédents.

Le malade suivant sera un peu plus complexe.

Observation VIII.

(Personnelle).

Armand M..., 48 ans, garçon brasseur. Se présente le 14 février 1900 à la consultation de Saint-Louis.

Ses antécédents héréditaires ne nous apprennent rien de particulier. Comme antécédents personnels, il a eu une blennorhagie étant au régiment, une bronchite, il y a 4 ans, et il a été opéré il y a 2 ans par M. Pasteau, pour un rétrécissement de l'urèthre.

Actuellement, il vient consulter pour une éruption qui datant de 3 semaines, a été précédée de démangeaisons insupportables.

Il est en cours de traitement. Il est allé, au début de son

affection, consulter à Saint-Anne. On lui avait ordonné de la pommade à l'oxyde de zinc avec des bains d'amidon. Mais depuis 8 jours, il a cessé tout traitement.

Aujourd'hui, le malade présente des éléments de prurigo sur le bras, à sa partie externe surtout, et au niveau du coude, ainsi qu'à la partie antérieure des avant-bras. On y remarque en même temps, surtout à la face antérieure du coude, des macules jaune-brun, traces de l'éruption première.

On observe également des papules excoriées sur le ventre, au-dessous de l'ombilic, mais à type sparsus. Elles sont plus abondantes à la partie antérieure et interne des cuisses, sur les fesses, autour des genoux et sur les mollets.

On ne trouve nulle part trace d'eczématisation ou de lichénification, mais seulement des traces récentes de grattage au niveau du scapulum.

L'éruption est accompagnée d'un prurit intense, qui interdit tout repos au malade, et l'empêche de dormir.

Il y a en même temps une anesthésie bien nette, en placards, limitée aux parties atteintes, et symétrique. Nous avons constaté sur ce malade que la piqûre devient sensible quand l'épingle rencontre la face profonde du pli fait à la peau, et nous avons fait sourdre une gouttelette de sang noir.

M. Baudouin a constaté que ni la gale, ni la phtiriase n'étaient en cause. De notre côté, nous n'avons trouvé ni sucre ni albumine, et seulement des traces de pigments biliaires anormaux.

En recherchant l'éthylisme, nous voyons que le tremblement des doigts est très peu accentué; mais le malade a du pyrosis et des pituites le matin. Il a fréquemment des cauchemars, mais sans zoopsie. Il est sujet aux crampes dans les mollets. Il ne présente d'autre part aucun trouble des réflexes.

L'analyse de ses urines nous a donné une densité très-faible de 1010, avec une diminution très notable du taux de l'urée et surtout des matières solides.

La quantité des phosphates est normale.

L'éthylisme est avoué par le malade, qui ne fait aucune difficulté pour nous apprendre qu'il boit depuis longtemps. Son métier, s'il ne l'excuse pas, explique sa passion. Avant de commencer ses livraisons, il prend 2 ou 3 « gouttes » le matin, et dans la journée, selon les occasions de 15 à 20 verres de vin, et 2 ou 3 litres de bière à la brasserie, sans compter le vin qu'il boit aux repas. S'il n'est pas porté sur l'absinthe, pour laquelle il donne le chiffre de 2 à 3 par semaine, il absorbe en moyenne de 3 à 4 vermouths par jour.

C'est donc à la fois un buveur de vin, de spiritueux et d'essences. Il n'est pas, comme les précédents, bien catalogable, si on peut s'exprimer ainsi.

Dans le cas suivant, la spécialisation est plus nette.

Observation IX.

(Personnelle).

Henri H..., 31 ans, typographe. Se présente le 14 février 1900 à la consultation de Saint-Louis.

Ses antécédents soit héréditaires, soit personnels, ne nous donnent aucun renseignement.

Le malade vient consulter pour une éruption qui date de quinze jours. Actuellement, on trouve de gros et de petits éléments de prurigo avec croûtelles et disséminés, à la partie externe et antérieure du bras, au niveau du coude, et à la face antérieure des avant-bras, ainsi qu'en arrière, entre les deux épaules, aux cuisses, à leur partie externe, et aux jambes. Il y a de nombreuses traces de grattage qui pourraient en imposer pour la phtiriase.

Cette éruption, symétrique, est accompagnée d'un prurit intense qui l'a précédée, d'après le malade, de quelques jours. Ce prurit redouble de violence pendant la nuit, et devient une cause d'insomnie.

Il y a en même temps une anesthésie symétrique et localisée

aux parties du tégument intéressées, qu'il est facile de constater.

M. Baudouin, qui l'a vu à la consultation, n'a trouvé ni gale, ni phtiriase. L'urine ne renferme ni sucre, ni albumine, mais une quantité notable de pigments biliaires anormaux.

Ici, avant de chercher l'éthylisme, nous devons songer que le malade est typographe et nous demander si l'anesthésie ne serait pas imputable à des troubles périphériques d'origine saturnine. Or l'examen au point de vue saturnisme étant négatif, nous éliminons cette hypothèse.

D'ailleurs, nous trouvons un tremblement des doigts très prononcé et typique, mais c'est tout : pas de troubles gastriques ni intestinaux ; pas de crampes, pas de cauchemars, pas de troubles oculaires. Les réflexes sont normaux, et l'urée est plutôt augmentée.

Cependant, il n'y a pas à en douter, le malade est un éthylique, et il l'avoue. Il boit un litre de vin aux repas. Le matin il absorbe deux ou trois verres avant d'entrer à l'atelier, avec les camarades. C'est aussi avec eux qu'en sortant, et avant chaque repas, il va prendre son apéritif : c'est quelquefois une absinthe, mais plus souvent c'est un amer, ou plutôt ce sont des amers, car il arrive que chacun paye sa tournée. Il ne faut pas oublier de joindre à tout cela le pousse-café de midi.

Nous avons donc encore ici un buveur, sinon d'absinthe, du moins d'essences et de spiritueux.

Observation X.

(Personnelle).

Jean B..., 38 ans, tôlier. Se présente le 22 février 1900 à la consultation de Saint-Louis.

Nous ne trouvons rien de particulier dans ses antécédents soit héréditaires, soit personnels.

Il est venu consulter pour une éruption prurigineuse qui a commencé par les bras et dont il fait remonter le début à un mois, sans pouvoir nous dire si l'éruption est contemporaine du prûrit.

Actuellement, l'éruption est localisée aux membres supérieurs et inférieurs. On trouve sur les bras, à leur partie externe, des éléments papuleux types, avec des papules excoriées, et d'autres avec croûtelles desséchées. A l'avant-bras, sur la partie externe également, nous observons les mêmes éléments avec, çà et là, des placards d'eczématisation.

A la partie externe, antérieure et interne des jambes, on rencontre des éléments de prurigo, avec une peau épaissie et rugueuse.

Le tronc, la ceinture, les cuisses sont respectées. Cette éruption est accompagnée d'un prurit localisé aux membres. Il est surtout intense la nuit, et trouble le sommeil du malade.

A ces lésions est superposée une anesthésie limitée aux parties atteintes. Elle est très nette au membre supérieur où, si l'on traverse la peau avec une épingle, le malade n'accuse aucune douleur. Mais au membre inférieur, l'anesthésie n'est pas aussi absolue. La piqûre n'y donne pas la sensation d'un simple contact; elle y provoque une sensation douloureuse, mais excessivement atténuée, au point que le malade ne fait aucun effort instinctif pour soustraire sa jambe à l'atteinte de l'épingle. Dans ce cas particulier, le mot hypoalgésie doit être substitué au mot : anesthésie.

M. Gastou, qui a examiné le malade, a porté le diagnostic de prurigo, en éliminant tout parasitisme. D'autre part, l'analyse des urines ne nous a donné ni sucre, ni albumine et seulement des traces de pigments biliaires anormaux.

Nous cherchons alors l'éthylisme. Nous remarquons que le malade a un tremblement des doigts bien accentué. Il n'a pas d'anorexie, mais quelquefois du pyrosis. Les pituites sont rares. Des cauchemars fréquents le réveillent en sursaut au milieu de son sommeil. Il accuse des crampes nocturnes dans les mollets. Nous avons trouvé, avec une densité à peu près normale de 1021, une diminution du taux de l'urée, avec une augmentation du poids des chlorures, tandis que le taux des phosphates et celui des matières solides sont normaux. Ajoutons qu'il n'y a de troubles ni du côté des réflexes, ni du coté de la vision.

L'alcoolisme doit évidemment être mis en cause. D'ailleurs, il résulte de l'interrogatoire du malade qu'il boit, par jour, trois ou quatre litres de vin en moyenne, tant aux repas que dans le courant de la journée. Il « tue le ver » tous les matins ; il faut y joindre le pousse-café à midi. Quant aux apéritifs, il semble avoir peu de goût pour l'absinthe ; mais, en revanche, il a un penchant prononcé pour les quinquinas.

Le cas suivant, qui fait l'objet de notre dernière observation, va nous présenter une particularité remarquable.

Oservation XI.

(Personnelle).

Victor C..., 46 ans, mécanicien. Se présente le 22 février 1900 à la consultation de Saint-Louis.

Ses antécédents héréditaires nous montrent une hérédité paternelle franchement alcoolique. Dans ses antécédents personnels, nous relevons une blennorhagie à l'âge de 20 ans, et, il y a quatre mois, une bronchite aujourd'hui guérie. Enfin il y a deux mois, il est venu consulter pour une éruption identique à celle qu'il présente aujourd'hui, et a été soigné par la pommade à l'oxyde de zinc, et les bains d'amidon. Sous l'influence de ce traitement, l'éruption avait disparu, et le prurit s'était calmé.

Il y a huit jours, une récidive s'étant produite, il est revenu à la consultation, où le même traitement lui fut donné. Cette fois l'éruption diminua rapidement, mais le prurit persista.

C'est pour cela qu'il vient aujourd'hui à Saint-Louis. A l'examen du malade, nous trouvons des éléments papuleux récents diminués au milieu des traces de l'éruption antérieure, macules brunâtres de dimensions variées, à la partie antérieure et externe du bras, à la partie antérieure des avant-bras, à la partie antérieure et interne des cuisses et au pli de flexion du genou. Nous remarquons en outre des traces fraîches de grattage.

Il existe en même temps un prurit intense qui ne laisse aucun repos au malade ; il est plus accusé la nuit que le jour, et offre une acuité particulière depuis le niveau de la ceinture jusqu'aux pieds.

Le tronc est respecté et par le prurit et par l'éruption.

Si nous cherchons la réaction de la peau à la piqûre, nous sommes frappés de trouver, à côté d'une anesthésie absolue et symétrique des membres supérieurs et d'une esthésie normale du tronc, une hyperesthésie très nette des membres inférieurs. Elle s'arrête juste au niveau de la ceinture ; on peut l'appeler une hyperesthésie en « caleçon ». L'éruption que le malade avait présentée il y a deux mois, avait débuté par les membres inférieurs. Quant à l'hyperesthésie, symétrique et générale dans cette partie du corps, elle semble remonter plus haut, d'après les renseignements que nous donne le malade, sans qu'il puisse en préciser exactement le début, à plusieurs années sûrement. Nous allons revenir sur ce point dans quelques instants.

M. Gastou, qui voit le malade à la consultation, porte le diagnostic de prurigo, sans cause parasitaire. L'examen des urines nous montre l'absence d'albumine et de sucre, mais il y a une quantité notable de pigments biliaires anormaux, indiquant une très légère insuffisance hépatique.

Nous trouvons des signes évidents d'éthylisme. C'est d'abord l'anorexie, le pyrosis et des pituites fréquentes, qui se sont beaucoup amendés depuis que le malade, au cours de sa bronchite, a mis fin à ses excès dans une certaine limite. Les cauchemars sont fréquents, mais sans zoopsie ; le tremblement des doigts existe d'autre part, mais peu marqué.

Par contre, les manifestations du côté des membres inférieurs sont très accentuées, et datent de plusieurs années. Ce sont des crampes violentes dans les mollets, et surtout des fourmillements dans les jambes, que la chaleur du lit exaspère. Le malade a remarqué aussi, depuis ce temps, une hyperesthésie des membres inférieurs remontant jusqu'au niveau des reins. Le malade en souffrait surtout en hiver et il attribuait justement ce paroxysme hivernal au port du caleçon. Actuellement la moindre piqûre, le pincement le fait sursauter. Bien qu'il n'y ait aucune trace de parésie des membres inférieurs, nous devons penser à un début de paralysie alcoolique. En se reportant à notre chapitre sur les troubles nerveux éthyliques, on verra que ce sont là les symptômes de la période préparalytique. Nous allions oublier de faire remarquer que les réflexes rotuliens sont manifestement exagérés.

Comme autres signes d'intoxication, le malade avait, il y a quatre mois, une amblyopie très-prononcée, bien améliorée depuis le traitement de la bronchite, dans lequel un médecin avait prescrit l'abstention d'alcool. Aujourd'hui, elle est très-légère.

D'autre part l'analyse des urines nous montre la densité inférieure à la normale, avec diminution du taux de l'urée et des matières solides.

Le malade fait depuis longtemps des excès de boisson qu'il avoue, et dont il essaie de se corriger. Pendant de longues années, il a bu chaque matin à jeun cinq ou six verres de vin blanc. Il faut y ajouter quatre à cinq litres de vin par jour, tant aux repas que dans le courant de la journée ; et par-dessus tout cela, il consommait jusqu'à huit à dix apéritifs variés : quelquefois du bitter ou du vermouth, mais plus souvent une absinthe avec de l'anisette, pour laquelle il a une prédilection bien marquée.

Il n'y a donc rien de surprenant à ce que, avec une hérédité paternelle chargée, et de semblables excès, il ait fait des manifestations nerveuses périphériques précoces. Il est à noter, en outre, qu'il n'a jamais eu d'attaque de delirium.

Nous n'avons à retenir ici que son éruption prurigineuse des membres supérieurs avec anesthésie, avec cette autre remarque, que nous avons affaire à un buveur complexe, chez qui, toutefois, les essences tiennent une grande place.

Si l'on veut bien se reporter à nos observations, on verra qu'il est juste de dire avec GASTOU, que le prurigo anesthésique se rencontre surtout chez les buveurs d'*absinthe*, d'*amers*, d'*apéritifs divers*, d'*alcools aromatiques* et d'*essences*.

Tous nos malades boivent de l'alcool sous forme de spiritueux. Nous avons eu l'occasion de parler de leur toxicité ; de plus, il s'agit ici d'alcools de bas prix, donc très dangereux. Nous savons que Lancereaux leur attribue les analgésies.

Tous, sauf un seul qui semble être plutôt un vinique, y joignent une consommation d'apéritifs qui est, en certains cas, considérable. L'absinthe tient le premier rang ; cinq de nos malades en absorbent une quantité variable ; parmi les trois autres, l'un est adonné au goudron-citron, l'autre au vermouth, le dernier au bitter. Bref, ce sont des *buveurs d'essences,* sur le danger desquelles nous avons suffisamment insisté ailleurs.

Il faut encore tenir compte de l'*idiosyncrasie*, du degré de résistance à l'intoxication modifié par des *tares* nerveuses ou héréditaires. C'est ainsi que dans deux cas nous avons trouvé une hérédité paternelle alcoolique, et, dans un autre, des antécédents urticariens indiquant une sensibilité particulière de la peau.

Il nous reste enfin, pour compléter nos observations, à donner un tableau d'ensemble des résultats de nos analyses d'urines (1).

Mais, auparavant, rappelons que l'urine normale a une réaction acide, est d'un jaune plus ou moins foncé, est émise claire, et enfin a une densité moyenne de 1020. Elle ne contient ni sucre, ni albumine, ni pigments biliaires anormaux.

Quant aux principaux éléments constituants, ce sont les suivants, en se basant sur le chiffre de 1500 grammes pour la quantité émise en 24 heures (2) :

	En 24 heures	Par litre
Urée	20 à 30 gr.	13.33 à 20 gr.
Chlorures	10 à 13 —	6.66 à 8.66 —
Phosphates	2.5 à 3.5 —	1.66 à 2.33 —
Matières solides	60 à 65 —	46.60 —

(1) Nous adressons ici nos remercîments à M. R. Dubray, préparateur du Laboratoire, pour la complaisance qu'il a mise à nous aider.

(2) Ces chiffres sont empruntés au *Guide pratique des Sciences Médicales* de LETULLE, 1892.

ANALYSE DES URINES

	Obs. III	Obs. V	Obs. VI	Obs. VII	Obs. VIII	Obs. IX	Obs. X	Obs. XI
Réaction	Acide	Acide	Acide	Acide	Acide	Légèr[t] alcaline	Acide	Acide
Couleur	Jaune brun	Jaune ambré	Jaune clair	Jaune ambré	Jaune pâle	Jaune ambré	Jaune clair	Jaune ambré
Teinte	Claire	Claire	Claire	Émise troub. mucus	Claire	Claire	Claire	Claire
Densité	1025	1022	1032	1020	1010	1021	1021	1016
Albumine	0	0	0	0	0	0	0	0
Sucre	0	0	0	0	0	0	0	0
Urée	21,777	19,815	30,383	11,529	16,653	24,339	11,709	17,321
Pigments biliaires anorm.	Traces	Traces	Traces	Traces	Traces	Quantité notable	Traces	Quantité notable
Chlorures	14,200	20	14	9,6	9,20	6,80	15,912	10,998
Phosphates	1,37994	1,4559	3,165	0,7596	1,8357	1,3926	1,32	
Matières solides	58,75	51,26	74,56	46,60	23,30	48,93	48,92	37,28

CHAPITRE VI

Diagnostic. — Pronostic. — Traitement

DIAGNOSTIC.

Le diagnostic de *prurigo* sera toujours facile à faire. S'il y a des lésions secondaires de lichénification ou d'eczématisation, ou bien des pyodermites à forme ecthymateuse ou impétigineuse consécutives au grattage, il sera toujours aisé de reconnaître qu'elles sont contemporaines ou ont été précédées d'une éruption primitive à laquelle on remontera sans peine.

Mais le diagnostic étiologique offrira parfois une réelle difficulté.

L'âge du malade nous fera éliminer de suite soit le strophulus, soit le prurigo sénile.

En présence d'une affection qui se manifeste subitement, qui date de quelques jours, de quelques semaines, nous ne pourrons songer ni au prurigo de Hebra, ni à aucun prurigo essentiel.

Nous penserons alors aux prurigos de cause externe. L'éruption consécutive à l'application d'un irritant chimique ou médicamenteux sera facilement rapportée à sa cause, par les commémoratifs.

Il faudra ensuite songer à une cause parasitaire, qu'il s'agisse soit de gale, soit de phtiriase.

La *gale* simule parfois le prurigo; comme lui, elle offre des papules excoriées recouvertes d'une croûtelle sanguine, et nous savons que ses lésions peuvent se borner là, les vésicules pouvant faire défaut, et les sillons pouvant être, sinon impossibles, du moins très difficiles à trouver. Mais la gale se distinguera toujours par les sièges d'élection de ses lésions. Ceux-ci sont bien connus, ce sont : la paroi antérieure du creux axillaire, les fesses, la verge, la face antérieure du poignet et les espaces interdigitaux, le pourtour du mamelon chez la femme.

La *phtiriase* donne lieu, elle aussi, à du prurit et à des papules, avec les lésions ordinaires de grattage: croûtelles sanguines et pigmentations, et les croûtelles sanguines recouvrent non seulement les papules, mais encore les excoriations linéaires des coups d'ongle.

En l'absence de la constatation des poux et des lentes, on se rappellera qu'il y a un lieu d'élection pour le parasite, qui se tient de préférence dans les parties du linge ou des vêtements qui sont les plus serrées contre la peau. C'est donc à la ceinture et à la base du cou, à la partie supérieure du dos, qu'il faut chercher les éruptions de grattage. Ces deux lieux d'élection qui constituent les deux « ceintures de Hebra » mettent sur la voie du diagnostic.

Il faudra penser encore à un prurigo de cause interne.

Nous commencerons donc par faire l'examen des urines, et nous chercherons, s'il ne faut pas mettre en cause une insuffisance rénale ou hépatique, ou le diabète, en nous rappelant que l'on n'observe pas seulement le prurigo dans le diabète sucré, mais encore dans les diabètes phosphaturique et azoturique.

Nous nous informerons également de l'état des voies et des fonctions digestives, pouvant nous mettre sur la trace d'une auto-intoxication d'origine gastrique ou intestinale.

Nous songerons enfin aux prurigos que Besnier appelle auto-infectieux, que l'on rencontre dans la grossesse (1), les fièvres éruptives et les suppurations.

Alors seulement, si nous avons pu éliminer ces causes parasitaires, organiques ou générales, nous serons en droit de penser à l'intoxication alcoolique.

Mais nous devons tenir compte aussi de l'*anesthésie* que nous avons constatée, et pour affirmer notre diagnostic de *prurigo anesthésique éthylique*, il faut que nous puissions la rapporter également à l'alcool.

Nous interrogeons le malade dans ce sens. S'il avoue, nous sommes fixés.

(1) M. Gastou a récemment attiré l'attention sur ce *prurigo gestationis* dans une communication à la Société de Dermatologie (Séance du 9 février 1899).

Mais souvent, surtout s'il s'agit d'une femme ou bien d'une jeune fille, on se heurtera à des dénégations formelles. Dans ce cas, il faudra éliminer les causes possibles d'anesthésie.

On cherchera s'il ne faut pas mettre en cause l'hystérie, surtout dans les cas d'anesthésie généralisée. Or, on sait que celle-ci est très rare dans l'hystérie, qui donne lieu d'habitude à de l'hémianesthésie, et non à une anesthésie symétrique et en placards. Le diagnostic sera donc assez facile par la localisation même du trouble de sensibilité, et, en cas de difficulté, la recherche des stigmates ordinaires de la névrose viendrait lever tous les doutes

Il faudra encore songer aux intoxications dans lesquelles on rencontre des troubles périphériques analogues à ceux de l'alcoolisme, et donnant lieu à des désordres identiques de la sensibilité. On devra donc éliminer les intoxications arsenicale et saturnine, après en avoir recherché les symptômes, s'il y a lieu.

Ce n'est qu'à ce moment que nous pourrons porter le diagnostic ferme de *prurigo anesthésique d'origine éthylique.*

PRONOSTIC

Il est en général *bénin* ; l'affection cède rapidement à un traitement approprié.

Non traité, il peut présenter une certaine gravité par les pyodermites dues à l'inoculation superficielle des microbes de la suppuration, avec toutes ses conséquences.

Par le prurit incessant, il peut enlever tout repos et tout sommeil au malade, et, par là, altérer sa santé générale. Enfin l'intoxication causale continuant, les désordres généraux d'ordre éthylique ne peuvent que s'aggraver.

TRAITEMENT

Comme pour tout prurigo symptomatique, le traitement du prurigo anesthésique des alcooliques comporte deux indications : il faut 1° traiter la *cause* première ; 2° traiter *le prurit* et *l'éruption*. La première implique une médication *générale* et *interne*, la seconde, une médication *locale* et *externe*.

1° *Traitement général :*

Il faudra s'attaquer à l'alcool : on en restreindra, et même on en interdira absolument l'usage. Il faudra y joindre une médication symptomatique contre les différents troubles gastriques ou autres, anorexie, pituites, digestions pénibles, etc..., que le malade pourra présenter. Elle variera donc selon les circonstances. Mais dans tous les cas, il sera bon de faire de l'antisepsie intestinale, toujours indiquée dans les intoxications, pour éviter l'élaboration des toxines si facile dans un organisme déjà atteint. Le benzo-naphtol et le lait seront de précieux adjuvants.

2° *Traitement local.*

Contre l'éruption prurigineuse, la première indication

est de protéger la peau contre les traumas divers, tels que l'action de l'air, les contacts variés, les frottements, les irritations multiples, le *grattage*, dont nous avons vu le rôle important dans la genèse du prurigo.

Il faudra donc faire une *occlusion* aussi complète que possible par l'application *loco dolenti* de pommades inertes, qui ne provoquent aucune irritation de la peau. La pommade à l'oxyde de zinc au 1/10, le glycérolé d'amidon, sont bien indiqués. Il faudra se méfier en particulier du glycérolé tartrique, trop irritant pour la peau.

Le prurit sera déjà calmé par cette application. On sait que TENNESON (1) a bien expliqué cette influence de l'occlusion sur les prurits et l'a démontrée cliniquement.

Il faudra y joindre des bains d'amidon tous les deux jours, ou, ce qui est de beaucoup préférable, des douches tièdes.

Les complications seront traitées chacune selon sa nature.

Il faudra aussi calmer l'irritation nerveuse générale par les sédatifs du système nerveux, s'il y a lieu.

Les hypnotiques seront enfin indiqués dans les cas d'insomnie prononcée.

Remarquons que dans ce traitement, est compris celui de l'alcoolisme. Le *prurigo anesthésique des éthyliques*

(1) Voir la thèse de BARJON déjà citée.

prend ainsi une importance considérable au point de vue prophylactique. Syndrome révélateur de l'intoxication, il permet non-seulement de la mettre en évidence là où le doute n'est pas possible, mais encore de la déceler là où elle se cache, et là encore où elle est ignorée.

Expliquons-nous. Parmi les alcooliques hommes, les uns avouent cyniquement ; ce sont les « habitués de l'heure verte », les piliers d'estaminets qui boivent par goût, par oisiveté, par désœuvrement, par entraînement. Les autres font un demi-aveu, trouvant toujours une bonne excuse dans les nécessités du commerce, par exemple, comme cela arrive chez les courtiers, les commis-voyageurs en vins ou liqueurs. Cependant quelques-uns opposent des dénégations absolues.

Ce dernier cas est beaucoup plus fréquent chez la femme, où l'alcoolisme par goût est malheureusement en progrès, surtout dans les dernières classes de la société, ainsi que l'ont bien mis en évidence des statistiques récentes. Il est alors très-difficile, comme nous l'avons constaté nous-même, d'obtenir des aveux, et souvent la tâche est délicate.

Il est encore plus pénible de déceler l'intoxication là où elle est ignorée. Nous avons montré la possibilité de ce fait à propos de l'action des vapeurs d'alcool. Mais il est une autre classe de malades qui peut offrir la particularité d'une éthylisation inconsciente. Nous voulons parler de ces femmes du monde, de ces jeunes filles même, qui, pour chasser leurs malaises, pour calmer quelque légère indisposition, abusent d'alcoolats aromatiques, tels que l'alcoolat de mélisse, l'alcoolat de Garus, les élixirs divers.

Pour peu que le terrain soit prédisposé par quelque tare héréditaire ou organique, pour peu que le malade présente une idiosyncrasie insoupçonnable, il s'établit peu à peu une intoxication lente et inconsciente, que vient révéler à temps comme l'a si bien remarqué Gastou, un prurigo avec anesthésie.

Cette manifestation opportune autorise à faire de l'éthylisme un diagnostic précoce qui, sans cela, eût été impossible, et elle permet, tout en rapportant les troubles gastriques et autres que rien n'expliquait, à leur véritable cause, d'en faire un traitement rationnel.

A ce point de vue, le prurigo anesthésique, dans la prophylaxie de l'alcoolisme, prend un intérêt social de premier ordre et bien d'actualité.

CONCLUSIONS

Nous pouvons tirer de notre étude les conclusions suivantes :

1° Il existe, dans la classe des prurigos toxiques, un prurigo réellement *imputable à l'alcool.*

2° Ce prurigo, en dehors des manifestations cutanées communes à tous les prurigos, offre la particularité remarquable de *s'accompagner d'anesthésie.*

3° Cette anesthésie *n'offre aucune espèce de systématisation :* elle est localisée partout où il y a prurit ; elle est diffuse, irrégulière et en placards.

4° Il apparaît *à tout âge, sans distinction de sexe,* et il est logique de le rapporter à des *troubles nerveux périphériques.*

5° Il se rencontre surtout chez les *buveurs de spiritueux*, *d'absinthe, d'apéritifs*, *d'essences, d'alcoolats aromatiques*, c'est-à-dire chez ceux qui absorbent l'alcool sous ses formes les plus toxiques, à action prédominante sur le système nerveux.

6° Il peut exister *en l'absence de tout autre symptôme*

caractéristique d'éthylisme et prend ainsi une *valeur diagnostique* très importante.

7° Il présente sous ce rapport un *intérêt médical* considérable.

8° Il peut, par là-même, jouer un *rôle social* très appréciable dans la prophylaxie de l'alcoolisme.

TABLE DES MATIÈRES

BUZANÇAIS (INDRE), IMPRIMERIE DEVERDUN ET JAGUIN.

www.ingramcontent.com/pod-product-compliance
Ingram Content Group UK Ltd.
Pitfield, Milton Keynes, MK11 3LW, UK
UKHW021036230726
13926UKWH00004B/1511